文成天縱

中醫古籍稀見稿抄本輯刊

ZHONGYI GUJI XIJIAN GAO-CHAOBEN JIKAN

李鴻濤 主編

49

廣西師範大學出版社
GUANGXI NORMAL UNIVERSITY PRESS
·桂林·

第四十九册目録

包氏門診一卷

不著撰者
稿本

包氏門診一卷

本書爲中醫醫案著作，輯録臨床脉案而成。不著撰者。全書輯録了包氏診治的感冒、風温、瘧疾、嘔吐、中風、遺尿、咳嗽、便血、崩漏、帶下、臌脹等疾患脉案。從脉案書寫可以判斷，包氏爲臨床醫家，且深諳醫理。如他在書中載有一條覆信，信末言：『拙見丸劑與湯藥并投，早服金水六君煎合四烏鰂丸、生脉散，以資金水之化源；晚服知柏八味丸，直入腎臟以滋腎水而制陽光。若晋武之取蜀，鍾、鄧同權，一進陰平，一圍劍闗。而生脉、烏鰂丸如衛瓘之監軍者。』其人文及醫道素養不言自喻。

錢惜真阅

包氏门诊

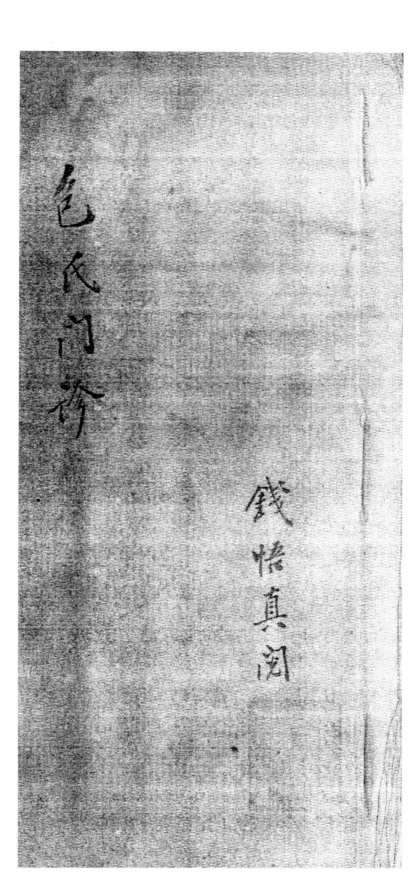

感冒寒邪挾痰氣積形冷内熱得物則嘔乃肝氣失暢而犯陽明胃府也以疏降主之

佐金丸(先煎)一錢　青陳皮各(炒)錢半　大腹皮三錢　茯苓三錢

嫩蘇梗錢半　製香附錢半　大連翹錢半　光杏仁(打)錢半

枳殼(炒)錢半　玉金錢半　淡黄芩(炒)三錢　焦神曲三錢

白蔻仁八分　萊菔子(炒)三錢　老薑一片　伏龍肝三錢

寒邪挾痰肺咳嗽痰難咯出裡熱不已形寒不解先與解肌法

牛蒡子(炒)三錢　黑山梔三錢　淡芩錢半　淡豆豉三錢

大連翹錢半　薄荷后一錢　冬桑叶錢半　青叶蘇三錢

白杏仁去衣二錢　池菊花錢半　象貝母二錢　栝仁一錢

枇杷叶三錢　茅根肉去節一兩

感冒風邪並挾痰滯裡熱咳嗽汗不得指紋青紫肝熱已張

恐受熱在先驚為天搐清得消滯法

大力子去衣二錢　白杏仁去衣錢半　鉤藤後下錢半　大連翹錢半

焦山查二錢　焦谷芽三錢　象貝母去衣二錢　桔梗一錢

薄荷後下一錢　冬桑叶錢半　黑山梔二錢　玉金錢半

老姜一片

濕邪挾積裡熱便泄色黃口乾脉細數与兩解法

鮮卅參（藿荷口朮）葉　大連喬葉　白杏仁（朮）一五　焦神麴三五

枳殼實（炙）葉　大力子（ノ朮）三五　桑白皮葉　焦山查三五

大腹皮三五　黑山梔三五　茯苓三五　萊菔子（口朮）三五

肥知（去毛）葉　鮮蘆皮三五

氣血兩虧經絡為之疎空痰濁乘之阻塞以致右臂牽引痠痛

（武）麻木不仁因經絡之痺痿是也脈形滑弱而有歇止治以養營

益氣兼佐通絡爲則

川桂枝（酒炒）八分　野白朮（土炒）錢半　四制香附二錢　虎脛骨（炙先煎）三錢

全蠍尾一錢　海風藤（酒炒）二錢　夜交藤錢半　酒延胡錢半

炙芪皮一錢　酒歸身二錢　左秦艽（酒炒）二錢　甘草節炙八分

五加皮一錢　杜仲錢半　細生地二錢　絲瓜絡二錢

野桑枝尺

風邪襲入太陰之絡，咳嗽內熱，以後脈細數，與輕宣微邪法

粉前胡錢半　大連翹一錢　象貝母二錢　款冬花錢半

枳殼实（炙）钱　桑叶钱　黑山栀二钱　陈皮钱
大力子（炒打）二钱　杏仁（去皮）二钱　炙紫菀钱　大腹皮二钱
川石斛钱　焦神曲二钱　地栗三个

風溫咳嗽内热脈滑数与清润法
淡豆豉二钱　大力子（炒打）二钱　钩丨钱　马兜铃钱
大连翘钱　象贝母（去心）二钱　青叶苏二钱　川石斛钱
冬桑叶钱　薄荷（后下）钱　枳殼实（炙）钱　黑山栀二钱
粉前胡钱　紫菀钱　地栗三个

風溫襲於太陰之絡以咳嗽痰多胸脅痞滿脉滑數與肅宣化痰法

鮮沙參原研四錢　冬瓜仁打錢　款冬花錢　小枳實錢

象貝母打二錢　白杏仁打錢　大力子打二錢　全瓜蔞錢

桑白皮錢　炙紫菀錢　黑山梔一錢　茯苓二錢

馬兜鈴錢　玉金錢　枇杷葉去毛炙一錢

風溫邪勢甚重痰多氣逆渴飲肺陰被爍防其增劇

鮮沙參　光杏仁　桑皮　大連翹

黑山梔三錢　象貝母打三錢　知母毫錢半　川玉金錢半

冬瓜仁打錢半　金瓜蔞三錢　枳殼錢半　鈎鈎錢半

淡芩酒錢半　蟬衣錢半　蔗皮三錢

胃肝不和，腹痛吐涎而谷不納，減脈虚少神，蓋木氣更亢而土德日衰也，防來膈疾為囑

全福花包三錢　括蔞皮三錢　廣木香後下五分　炙草八分

煅赭石先煎四錢　川楝子炒錢半　醋延胡二錢　西奎潞錢半

桂丁子八分　青皮醋炒錢半　白芍干姜炒錢半　法半夏錢半

瓦楞子四錢　烏藥二錢　陳香元八分　伏龍肝四錢
氣滯寒聚，木失疏泄，以致經水愆期，久停不行，少腹偏左作痛，
脈來遲濇，治以溫經利氣立劑。
鬱香附錢半　白芍（桂心炒）錢半　大腹皮二錢　山查肉二錢
歸尾（酒）二錢　炒延胡索二錢　廣木香八分　炮姜八分
淨紅花二錢　杭川芎（酒）八分　砂仁末（後下）五分　澤瀉錢半
炒丹參錢半　牛膝稍三錢　川楝子（酒）錢半　陳香櫞錢
月季花二朵

風溫襲蔽於肺胃之經喉咳嗽暮熱汗不得暢防發痧子為慮
鮮沙參（薄荷后扎）四錢　蟬衣錢半　大豆卷三錢　京元參三錢
大連喬錢半　黑山梔三錢　大力子三錢　淡芩錢半
光杏仁（扎）三錢　冬桑葉錢半　桔梗一錢　茯苓三錢
象貝母（扎）三錢　小蘇梗錢半　茅根肉四錢　蔗皮四錢

風溫之邪陽明太陰合受至病喉咳嗽脇痛內熱而脇屬膽府風
係木邪合氣相應者也與清泄法
大力子（一扎）三錢　大連喬錢半　光杏仁（扎）一錢　鉤鉤錢半

冬桑叶錢半　蘇荷梗（後下）錢　黑山栀三錢　新會皮三錢

吳崇花錢半　淡芩錢半　青陳皮（炒）錢　廣玉金錢半

枳殼（炒）錢半　竹二青（姜汁炒）錢半

昨投徹邪導滯之劑脅稍遂大解未行唇焦苔白腹痛殊甚於

積交阻不化症勢尚屬險再擬方得鬆為幸

佐金丸（入煎）錢　瓜蔞皮（元明粉拌搗）錢　台烏藥錢半　蟬衣錢半

小枳實三錢　光杏仁（杵）錢　山查炭三錢　大力子（炒杵）三錢

花檳榔三錢　老蘇梗錢半　大連翹錢半　淡豆豉三錢

木瓜 八分 萊菔子打 三錢 伏龍肝 四

風邪襲於不達咳嗽形寒裡熱脈細數擬辛涼解肌清宣法

大力子炒 三錢 薄荷後下 一錢 黑山梔 三錢 桑葉皮 二錢

大連翹 二錢 香葉蘇 三錢 象貝母打 二錢 黃菊花 二錢

淡豆豉 三錢 光杏仁打 二錢 川鬱金 二錢 苦桔梗 一錢

枇杷葉去毛 三錢

胃陽不健時作脘痛治以運中

製香附 二錢 炒白芍 三錢 廣木香 八分 茯神 三錢

老陳皮（炙）八分　老蘇梗八分　白蔻仁（打）（後下）蔞皮炒八分　玉金八分

鷄內金（砂仁炒）三錢　大腹皮八分　白芍（干姜三分）　炙草　半下　京元　下

溫邪雜至延化之機，食滯仍壅阻腸腑，所以脘悶欲飲，脹板，右

苔黃再診，大解暢行，可望全愈。

鮮生地三錢　肥知母（去毛）八分　京元參三錢　冬瓜子（打）八分

小枳實三錢　大連翹八分　黑山梔三錢　川玉金八分

瓜蔞皮（元明粉八分）三錢　大麥冬三錢　白杏仁（去）八分　淡黃芩八分

天花粉八分　地骨皮二錢　甘蔗皮三錢

續肝胃不和 前方溫中利氣而兼鎮逆脘痛稍愈脈形滑數

再以原方主之

全伏花錢 江只殼錢 川楝子炙錢 開心果錢

代赭石先煎錢 老陳皮炙錢 醋延胡錢 丁桂子半

姜皮炭錢 白芍干姜炒錢 木瓜淡吴萸下八分 川杏仁錢

炙草半 製香附錢 焦建曲三錢 陳香元八分

經漏久不得止 肝腎大虧 腰脊痠痛如折 脈象細小 急宜填補

而佐固澀

生地炭 三錢　山萸肉(炙) 三錢　厚杜仲(鹽水) 三錢　蒲黃炭 三錢

烏鰂骨(煅黃) 四錢　粉丹皮 錢半　川斷肉(炙) 三錢　製首烏 三錢

煅牡蠣 三錢　淡菜(鹽水) 錢半　大熟地(鹽水) 三錢　煨升麻 五分

花龍骨(研)(沖) 三錢　茜草 錢半　野於朮(土炒) 三錢　西黨參 三錢

白芍(鹽水) 錢半　紅棗 三个

久咳咳後偏痿中夾血腰脊引痛則血從上溢肝腎之虧已可概見但脈象左手消數外感亦未淨祇可兼顧用藥

全伏花(絹絆布包) 一錢　茜草(炒) 一錢　白杏仁(去) 一錢　冬瓜仁(打) 一錢

旱蓮艸炒 三錢　山萸肉炙 三錢　白茯苓 三錢　川合百 四錢

炙紫菀 錢半　淮牛七炒 三錢　生苡仁 三錢　橘絡 錢半

白蒺藜 錢半　炙桑皮 錢半　地栗打 三個　藕節 三個

痰大較前偏中經後大勢得平而氣分仍虛不復濕阻亦旺夫濕屬痰阻之質衰氣道失運則來痰而入絡矣擬益氣通絡主之

左秦艽炒 三錢　橘絡炒 錢半　桑寄生炒 三錢　炙艸 五分

焦白术 三錢　川牛七炙 三錢　海風藤炒 三錢　綠身炒 三錢

豆衣焙 一钱　五茄皮焙 二钱　四王芝 一钱　巴戟天焙 二钱

生苡仁炒 三钱　法半夏 一钱　側柏叶焙 三钱

風溫咳嗽苔汗壯熱脈象尺部滑數與陰虛肝肌為主

鮮沙參 薄荷二分后下 三钱　桑叶 一钱　紫花 一钱　四王芝 一钱

大連翹 三钱　馬兜鈴 一钱　款冬花 一钱　杏仁炒 一钱

象貝母炒 三钱　大力子炒 三钱　黑山梔 三钱　茯苓 三钱

枳實 三钱　地栗 三个

溫邪已至延機白痦透齒佈而痦何尚多穢氣頭汗濈濈不

心陽旺營熱尚重還宜清營化熱

鮮沙參三錢 知母錢 京元參三錢 白杏仁衣三錢

鮮生地三錢 桑白皮一錢 地骨皮錢 石菖蒲錢

大麥冬三錢 炒淡芩錢 冬瓜皮錢 川萆薢錢

茯神三錢 紫花錢 粉丹皮錢 石斛三錢

竹茹水炙錢 甘蔗皮三錢

病後營衛未復熱勢又起腹脹脈數再与通府

枳實炙殼三錢 大檳榔三錢 杏仁錢 全瓜蒌元明粉拌三錢

木香（後下） 八分　川玉金 錢　老蘇梗 一五　光杏仁（打） 錢

石菖蒲 錢　佐金丸 八分　萊菔子（打一） 一五　茯苓 一五

山查炭 一五　老姜 一片

肺失肅降痰濁阻滯不化咳嗽久延不已與鎮逆化痰為主

全伏花（包） 錢　小枳實 一五　全瓜蔞 一五　炙草 八分

煅赭石（先煎） 四　橘紅 錢　法半夏 錢　白芍（桂枝同炒） 錢

川玉金 錢　冬瓜仁 錢　茯苓 一五　沉香片（後下） 八分

炙紫菀 錢　地栗 三个

續前久嗽陰傷　陰傷痰中夾血脉虛來數是以夾舌而邪戀之慮延損候也

鮮沙參（細辛牛拌）三錢　四合百　錢　杜蘇子　錢　炙草　八分

白杏仁（拌）三錢　川玉金　錢　柯依（薄）（?）五　茜草（炒）錢

百部（蒸）錢　茯神　三錢　炙紫菀　錢　金伏花（絹拌包）（?）錢

茯（朱）三錢　五味子（蒸）一下　法半夏　錢　藕節　三個

老嫗　陰虛內熱脉象滑大大便不行慮入危途難許見功

鮮生地（炒炭）五錢　全瓜蔞　三錢　元參　三錢　鮮首烏　五錢

大麻仁（杵）一錢　柏子仁（杵）一錢　小枳實一錢　大腹皮一錢
粉丹皮錢半　炒山梔三錢　宣木錢半　白芍錢半
木香（後下）錢　麥冬錢半　甘蔗皮三錢

今復脈清導之藥甚覺稍平，而腸氣時積脹未行，仍以通腑泄熱。

鮮生地四錢　大腹皮一錢　黑山梔三錢　廣木香錢半
小枳實（元明粉拌）一錢　元參三錢　地骨皮錢半　山查炭三錢
全瓜蔞三錢　大麥冬錢半　穀麥芽（各）三錢　白芍錢半

茯神 三錢　蔻衣 二錢

風邪咳嗽，痰阻不爽，脈弦數，與清宣微邪法

粉前胡 錢　炙紫菀 錢半　象貝母去心 三錢　玉桔梗 一錢

大力子炒打 三錢　馬兜鈴 錢　大連喬 錢　白茯苓 三錢

甜杏仁打 三錢　款冬花 錢　冬桑叶 錢　川玉金 錢

杜蘇子 三錢　大地栗 三个

風邪留戀，肺失肅降，致咳不愈，痰阻粘厚，以肅降

鮮沙參初去蘆 三錢　桑白皮 錢　川玉金 錢半　炙紫菀 錢半

金瓜蔞 元明粉拌炒 三錢　冬瓜仁 打 三錢　白杏仁 打 三錢　象貝母 打 三錢

元參 錢半　萊菔子 打 三錢　沉香屑 後下 八分　肥知母 去毛 錢半

款冬花 錢半　竹二青 三錢

續診　偏痰中夾血　脈前弱　咳嗽減　吐血止　惟陰氣猶虧　裡熱少清　還宜養陰清熱

北沙參 三錢　款冬花 錢半　茜草 炭 錢半　瓜蔞仁 三錢

白芍 錢半　川百合 錢半　山萸肉 錢半　茯神 三錢

甜杏仁 打 錢半　五味子 打 八分　桃仁 去尖 錢　麥冬 錢半

廣玉金錢　藕節三个

續瘀大致豊備中　前方通絡化濕瘀大有化机氣分亦添觸得舒脉未不手亦和左手尚帯虛象用以原法中佐以益氣之品調之

西洋參三錢　左秦艽酒三錢　桑寄生酒三錢　桑枝尺

焦白朮三錢　川牛七三錢　五加皮錢　木瓜錢

茯神和三錢　巴戟肉三錢　海風藤錢　橘絡三錢

側柏叶炒三錢

讀脈前藥咳嗽減　血止又作咳亦不已痰色黄尺脈弦濇中
伏熱尚甚仍宜養陰止嗽
鮮生地三五　[illegible]天冬三五　京川貝去心錢　明玉竹錢
茜艸炭一五　旱蓮艸去子錢　淡黄芩炒錢　粉丹皮錢
桑白皮錢　川石斛錢　冬瓜仁打錢　茯神三五
炙艸五分　元參錢　山查炭二錢　藕節三个
冷雨淋身衛氣被其所困不克發越以致無汗內熱肢麻体楚
症勢非輕先理經絡

左秦艽(洗) 二錢 陳皮一錢 木瓜一錢半 防己錢半
赤茯苓 二錢 淨麻黃 八分 生熟苡仁(各) 二錢 炙草 八分
[illegible] 錢半 白芍(桂枝拌炒) 錢半 五加皮 錢半 杏仁(打) 錢半
絲瓜絡 三錢

少腹墜痛不堪按捺此屬疝氣治宜溫通行瘀
製香附 錢半 當歸尾(酒洗) 二錢 淨桃仁(打) 二錢 醋延胡 錢半
上桂心(研冲) 八分 牛七稍 二錢 生枳實 二錢 小茴 錢半
蓬莪朮 錢半 川楝子 錢半 川芎 錢 赤芍藥 錢半

紫丹參 錢 炮姜 五分 大腹皮 錢 紅花 錢 姜 二片

風陽夾濕咳吐痰沫治以疎化

粉前胡 錢 本叶蘇 三錢 紫菀 錢 生白朮 一錢

生枳殼 錢 法半夏 錢 細辛 五分 澤瀉 炙 錢

炒陳皮 錢 赤茯苓 朱 三錢 炙枇叶 五分 苦杏仁 去 二錢

馬兜鈴 錢 炒苡仁 三錢 桔更 錢

感冒風邪肺它失肅而為咳嗽內傳於脾脘脹飽滿不思納穀

裡熱質黃脈象右弦擬用肅肺兼化於脾

生滑州一錢 小枳實三錢 冬瓜仁杵四錢 桑叶皮炙四錢
甜杏仁杵三錢 大連翹四錢 橘紅錢 茯神三錢
紫菀四錢 蔞皮三錢 查炭三錢 大力子杵三錢
黑山梔三錢 麦冬三錢 地栗三个

風寒形冷發熱治以解肌表邪
大力子杵三錢 紫蘇三錢 薄荷後下錢 冬桑叶四錢
大豆卷三錢 杏仁杵一錢 陳皮八四錢 蘆根去節四錢
防風四錢 黑山梔三錢 焦神曲三錢 大連翹四錢

老姜 二片

肝胃氣痛久延不愈，惡心痞脹不紓，納穀減少，以抑木和中為主

金佛花（包） 一錢　川楝子（炙） 一錢　烏藥 錢半　薤白頭 錢半

煅赭石（先煎） 三錢　醋延胡 一錢　白芍（干姜炒） 錢半　法半夏 錢半

製香附 錢半　青陳皮（各） 錢半　姜竹茹 一錢　廣木香（後下） 八分

沉香曲 錢半　炒枳殼 錢半　陳香元 八分

風邪咳嗽，内熱耳下結瘰，當清泄少陽為主

牛蒡子（炒） 三錢　大連翹 錢半　薄荷（後下） 三錢　冬桑叶 錢半

甘菊花一錢　象貝母三錢　黑山梔三錢　光杏仁去皮三錢　桔梗一錢
淨銀花後下三錢　炙紫菀三錢　款冬花三錢　川玉金三錢　茯苓三錢
枇杷葉三片　地栗三個

痰火內熾，正氣日虛，不克流行經道，以致肢麻不能伸舉之咸
偏中之患，姑以養氣益經為主

西黨參一錢　木瓜一錢　川桂枝後下八分　酒延胡三錢
左秦艽焙三錢　生白朮三錢　厚杜仲炙三錢　漢防己一錢
淮牛膝炙三錢　炙草五分　川斷肉炙三錢　桑寄生酒炒三錢

海風藤（伍） 三錢　五茄皮 三錢　杜仲（生） 錢　炒桑枝 三錢

產中膀胱受損遂致小水不禁遺溺若已瘥屬痼疾朝夕難愈也

西茴澀（吳萸去梗） 一錢　菟子蕊 一錢　菟絲餅 錢　淮山藥 一錢

野於朮（一） 錢　車前子（炒） 三錢　黃柏（炒） 錢　煅牡蠣（打先煎） 錢

煨升麻 錢　山萸肉（炒） 三錢　白芍（一） 錢　陳皮（炒） 錢

紅黃蘭子 錢

風邪走竄入絡膝身痛寒熱不已治當搜風疏絡

左秦艽一錢　荊芥錢　大連翹錢　青叶苏一錢
青防風錢　鉤鉤（后下）錢　茯苓皮錢　薄荷（后下）錢
製軍一錢　冬桑叶錢　大豆卷一錢　甘菊花錢
生苡仁一錢　川玉金錢　枳實（打）一錢　竹叶十張
風邪內蘊少陽木失疏泄脇痛口苦与清泄之藥
金伏花（包）一錢　白夕利一錢　炒只壳錢　光杏仁（打）一錢
淨鉤鉤（后下）錢　黑山梔一錢　青陳皮（各）錢　萊菔子（打）一錢
粉丹皮錢　栝蔞皮一錢　廣玉金錢　大連翹錢

桑葉　薄荷后下　錢　竹二青姜汁炒　錢半

風邪欬嗽，發熱，胸膺板窒不舒，此痰熱交阻肺部，治以開宣化痰

鮮沙參　二錢　全瓜蔞　二錢　枳殼實炒　二錢　炙紫菀花　錢半

桑葉　薄荷后下　錢　冬瓜仁打　錢半　川郁金　錢半　茯苓　二錢

白杏仁打　錢半　象貝母打　二錢　石菖蒲　錢半　大連翹　錢半

桑白皮　錢半　竹二青水炙　錢半

風邪欲達未達，形寒內熱，肺脉來滑數，治以微邪

大力子 三錢　冬桑叶 錢半　赤叶苏 三錢　赤芍 二錢

大連翹 錢半　黑山梔 三錢　防風 錢半　枳實 三錢

京蒡荷 拌 三錢　焦神曲 三錢　金瓜蔞 元明粉拌 三錢　玉竹 錢半

光杏仁 錢半　地栗 三個

病後正虛不復時或泄瀉加以增而調攝尚好返可無也反覆再

撫扶正健脾主之

乾沙參 三錢　炒枳殼 錢半　桔谷芽 三錢　地骨皮 錢半

焦白术 二錢　炒白芍 錢半　廣木香 拌 八分　炙叶 八分

小生地一錢　黑山梔三錢　炒建曲一錢　炒陳皮錢
紅棗二个
癃閉痰嗽來腫腹大如鼓小溲短而裡熱約少邪戀脾虛瘀頻
險重姑擬金匱法得效為幸
蒸附子錢　萸肉炭一錢　澤瀉炭一錢　茯苓皮三錢
上肉桂七分　山藥炭一錢　牛膝炭三錢　大腹皮一錢
生地炭錢　丹皮炭一錢　車前子三錢　冬瓜皮一錢
桑白皮一錢　五加皮一錢　陳香元錢

肝氣脅結上衝作痛犯胃則為噯噫嘔吐抑木降逆法

金伏花(包) 一錢 製半夏 錢半 薤白頭 一錢 烏藥 錢半

煅赭石(先煎) 四錢 川楝子(炒) 錢半 木樨子 錢半 製香附 錢半

栝蔞實 一錢 廣玉金 錢半 青陳皮(各) 一錢 炙草 八分

瓦楞子(煅先煎) 四錢 陳佛手 八分

去秋左癱屬氣右瘓屬血前年偏中左半得以日漸回復惟其

左脈之象仍損於右狀為氣弱可知再從此調理

西黨參 一錢 左秦艽(酒) 二錢 菟絲子(炒) 一錢 巴戟肉 二錢

淮牛七(炒) 二錢 生白朮 一錢 川斷肉(炒) 二錢 五茄皮 錢
木瓜(切) 錢 海風藤 二錢 當歸身 二錢 桑寄生 二錢
桂枝 錢 厚杜仲 二錢 廣木香(煨) 八分 側柏皮 錢
炙豆蔻 二錢 絲瓜絡(炙) 錢
木鬱失疏氣逆乘中致脾失運行納谷作脹經水愆期脈鬱而
細症虛鼓根理之非易
川楝子(醋炒) 錢 醋延胡 錢 炒陳皮 二錢 片姜黄 錢
製香附 錢 廣木香(煨) 八分 醋青皮 二錢 川玉金 錢

沉香曲錢　白芍（干姜炒）錢　雞內金（砂仁拌炒）三錢　茯苓皮三錢

陳香元八分

温邪發熱汗辰板脈數邪熱已熾治以辛涼透表

鮮沙參（薄荷四分拌）三錢　黑山梔三錢　荊芥錢　老姜一片

大連翹錢　冬桑叶錢　南叶苏三錢

光杏仁（打）錢　豆豉三錢　山查炭三錢

大力子（打）三錢　鈎々錢　川玉金錢

肝胃不和脘痛少納營衛因之爲病致寒熱往來不已治以和

仍前主

白芍（桂枝三分拌）錢　炒白术一錢　茯神三錢　地骨皮錢

製香附錢　黑山梔三錢　炙草半　玉竹錢

法半夏錢　蔞皮一錢　歸身三錢　紅棗三個

老姜一片

溫邪已出，机理猶未清，脉仍大數，尚宜清營去邪。

鮮生地（豆豉三分拌）三錢　黑山梔三錢　枳實一錢　大連翹錢

白杏仁（去尖）三錢　地骨皮錢　玉竹錢　元參一錢

茯神 三錢　麥冬 錢半　蔞皮 三錢　粉丹皮 錢半

甘蔗皮 三錢

兩寸滑大有力經水趲前作痛作痰大肉攪心湯下餘之兆也

擬泄木和胃法

左金丸 入煎 七分　橘絡 一錢　蘇羅子 三錢　黑山梔 三錢

瓜蔞子 去油 錢半　枳殼炒 錢半　白芍 錢半　青皮 錢半

粉丹皮 錢半　甘菊花 錢半　川石斛 錢半　製香附 錢半

烏藥 錢半　廣木香 後下 八分　山查炭 三錢　竹二青 姜汁 錢半

胃氣久延納谷作脹前方温運脾陽兼以鎮逆已獲效驗再與原意主之

金伏花（包）錢　烏藥　錢　枳殼（炒炭）二錢　沉香片　錢

煅赭石（先煎）三錢　青陳皮（各一）三錢　枳殼（炒炭）錢　淡干姜　分

製香附　錢　廣木香　分　薤白頭　錢　大腹皮　錢

川楝子（醋）錢　山查肉　三錢　陳香元　分

風熱被寒束遏欲達不達致牙齦腫痛裡熱形寒惡風　腫連頰腮也擬清散法

鼠粘子打錢半　大連翹錢半　鈎勾後下錢半　帶葉蘇錢半

冬桑葉錢半　薄荷後下錢半　金銀花炒一錢　馬勃一錢

桔梗一錢　象貝母打錢半　光杏仁打錢半　生甘草五分

黑山梔錢半

風邪咳嗽久延，痰間時粘時沫，脉來右手數弦，防其肺損見血

為囑

金沸花包錢半　炙紫菀錢半　冬瓜仁錢半　茯苓三錢

川玉竹錢半　白杏仁錢半　生苡米三錢　瓜蔞皮錢半

炙甘草五分　粉前胡錢半　桑叶皮錢半　沉香屑三分

杏仁錢

氣痞失暢，痰阻之，脘腹脹滿不舒，脈象遲濇，與利氣消痰之劑

製香附錢半　製半夏錢半　板蒺皮錢半　細柴胡炒次五分

麩只殼錢半　白杏仁打錢半　苦桔梗一錢　炙草五分

杏仁錢　川石斛錢半　焦神曲二錢　茯苓三錢

陳香元錢　石菖蒲錢半　青皮錢半

寒濕結聚在膝内廉痠痛漫腫若斑 此名鶴膝最為重疾蓋此
三陰沉寒之證也法宜消散

川附子 錢　川桂枝 半　尖　左秦艽 錢半　香白芷 半
川牛七 錢　木瓜 錢半　澤瀉 炙 錢半　桑寄生 錢半
杜紅 錢　延胡 錢半　蒼朮皮 錢　炒薏米 錢
炙乳香 錢　甘草節　絲瓜絡 炙 錢半

左

感受邪熱往熱不達形冷少汗欬嗽脈滑法以宣

微邪

大力子打 三錢 大連翹 二錢 川玉金 錢半 陳皮 一錢 防風 八分

生苡仁 三錢 象貝母打 三錢 炒枳殼 錢半 款花 錢半 赤芍 二錢

光杏仁打 三錢 冬桑葉 一錢 薄荷 一錢 黑山梔 三錢 地栗打 三枚

風濕交蒸鬱羣裡於口甘作膩脈象數濡先与疏化

淡豆豉 三錢 生苡仁炒 三錢 劉〻後下 錢半 蘇叶 一錢

赤茯苓炒 三錢 通草 一錢 防風 錢半 薄荷梗後下 錢半

澤瀉 錢半 桑叶 三錢 薏仁打 牛 甘菊花 一錢

黑山梔三錢　陳皮一錢　老姜一片

風溫夾積日晡熱甚形寒欠數病屬溫邪先與清解

鮮沙參（薄荷一錢）三錢　炙杏仁三錢　甘菊花錢半　玉金錢半

大連翹錢半　生只實錢半　桔梗錢半　象貝母三錢

冬桑葉錢半　大腹皮錢半　豆豉三錢　杏仁錢半

大力子（炒）三錢　黑山梔三錢　山查炭三錢　竹葉十片

脾元耗胃嘔噁久延而嘔吐偏津之不化血月事困之短少蓋

內經所謂二陽之病發心脾女子不月正此候也姑擬逍遙散

加味以舒木氣之鬱得效再商

柴胡醋炒八分 薄荷後下五分 製香附錢 粉丹皮錢

浙蘇梗錢五 炒白芍錢五 黑山梔錢五 木香後下八分

杭川芎錢 炙草五分 細毛連八分 烏藥錢

大腹皮錢五 炒枳殼錢 陳香元八分

覆 病情有鬱滑伯仁所謂鬱脈沉沉肝之氣舒則皆佳矣

前擬加味逍遙散已適厥陰 此加減

归身醋炒錢五 製香附錢 佐金丸八分 烏梅錢五

杭川芎(酒炒) 錢半 白芍(干姜炒) 錢半 薄荷(后下) 錢 砂仁(后下) 八分

廣木香(后下) 八分 廣玉金 錢半 焦只殼 錢半 醋麥芽 錢

川楝子(酒炒) 錢半 醋延胡 錢半 炙草 八分 陳香元 八分

氣鬱痰聚於脘，脘痛，脈滑數，嘔嘔吐涎涎沫，是其證也。仿仲景栝蔞薤白意

栝蔞皮(小炒) 一錢 炒橘衣(先煎) 錢 法半夏 錢半 玉金 錢半

薤白頭 錢半 白芥子(打) 錢半 茯苓 三錢 沉香曲 錢半

全伏花(包) 錢半 杏仁 錢 石菖蒲 錢半 左金丸 六分

陳白酒一杯　竹二姜汁壹錢

風濕相乘咳嗽因此身重水少脉濡肺散恐来膚脹重症与疏

化法

粉前胡錢　澤瀉錢　生苡仁三錢　細辛分

皮杏仁打一錢　白术皮一錢　炙紫菀錢　蘇叶錢

茯苓皮三錢　防風錢　玉壹錢　冬桑叶錢

川朴七錢　老姜一片

濕熱侵於右膊之下從瘇如盤而成流注往往症已矣時及癰腫

勢難消散，姑與托裏以冀攻消

生黃芪 一錢　防風蜜炙 錢半　大連翹 錢半　大貝母去心 錢半

淨洋香 錢半　炙乳末去油 錢半　炙甲片先煎 三錢　生甘草 八分

生薏苡仁 三錢　炒只殼 錢半　金銀花 錢半　赤芍 錢半

炙川柏 錢半　杏仁 一錢　絲瓜絡 三錢

肺受邪氣，不克驅逐，咳嗽發熱，再以養正清熱

鮮沙參薄荷一錢打 三錢　象貝母打 錢半　白杏仁打 二錢　炙草 八分

鮮生地 二錢　冬桑叶 錢半　紫菀 錢半　茯神 錢半

大連翹三錢 白芍錢 款冬花錢 地骨皮錢 竹茹水炙錢

風濕相乘外發風疹內患便溏腹痛兼膩手足太陰同病治以

疏風宣濕

豨薟草三錢 荊芥穗錢 劍丶錢 枳殼炒錢

青防風二錢 杜川芎八分 桑叶錢 製川朴

赤茯苓三錢 甘菊花一錢 製川朴八分 玉桔梗一錢

青紫蘇三錢 羌獨活各錢 薄荷後下八分 生姜一片

風邪留戀不達以咳嗽裏內悸怠形寒脈弦數與通之化痰法

金伏花（包） 钱 炙紫菀 钱 杜苏子 钱 生苡仁 一五

白杏仁（打） 五 法半夏 钱 大連翹 钱 藿梗 一五

川玉金 钱 款冬花 钱 粉前胡 钱 杏仁[illegible] 五

桑叶皮 钱 地栗 三个

續風濕相兼咳嗽内熱 前方疏風化濕得效苔色尚厚膩茲

表濕氣仍阻與原意

鮮沙參（細辛拌打） 四 通草 五 白茯苓 二五 生苡仁 二五

桑白皮 一五 甚茅根 五 冬瓜皮 钱 淮木七[illegible] 钱

澤瀉 錢半 白杏仁去衣 一錢 大連翹 錢半 黃芩 錢半
玉桔梗 錢半 杏仁 錢 地栗 三个

衝任兩虛經行過多兩月兩至脈虛氣逆上衝蓋陰虛氣失血海
也与養陰衛氣法

細生地 三錢 五味子炒 八分 丹皮炒 錢半 西黨參 三錢
山萸肉炒 一錢 白芍木瓜炒 錢半 茯苓神各 三錢 吳萸 八分
淮山藥炒 一錢 澤瀉炒 錢半 煅牡蠣先煎 三錢 花龍骨先煎 四錢
大麥冬 一錢 當歸身炒 三錢 烏賊骨先煎 四錢 大蓮房 錢半

仁東 三个

正虛邪戀裡熱自汗脈滑數與扶正去邪法

南沙參 三錢 冬桑葉 錢半 大連翹 錢半 陳如一錢

枳殼一錢 薄荷後下 四分 茯神 三錢 炙草 八分

光杏仁打 三錢 象貝母去心 三錢 大力子打 三錢 玉桔梗 一錢

白芍桂枝三分拌炒 錢半 老姜 一大片 紅棗 三个

風溫挾積濕並發裡熱形寒便少脈弦滑數前方透達清裡熱

熱稍減而未經解尚宜外徹表邪內通積濕

鮮沙參薄荷四分打三錢　大連翹錢半　冬桑葉錢　大腹皮錢半
光杏仁打一錢　赤茯苓皮三錢　大力子炒打三錢　蔞皮元明粉拌一錢
朱竹茹三錢　澤瀉錢半　生枳實三錢　山查炭一錢
車前子包三錢　黑山梔三錢

續風邪咳嗽　前方服已化痰之嗽大減谷納亦增脉來尚帶
數肺之象已肅未清還宜清已化痰
鮮生地三錢　白杏仁打一錢　白茯苓三錢　薏苡仁四錢
大麥冬一錢　炙桑皮錢半　炙紫菀錢半　川貝母錢半

白杏仁(杵) 一錢　川石斛 三錢　款冬花 錢半　白芍 錢半

沉香曲(後下) 八分　炙草 八分　竹茹(水炙) 錢半

寒濕內侵督脈被其所困脊痠痛將歸來痛撥與溫經化濕

法治之

川桂枝 八分　厚杜仲(鹽水) 一錢　炙乳末(去油) 錢半　澤瀉 錢半

金毛脊(去毛) 錢半　焦蒼朮 二錢　川斷肉(鹽水) 三錢　茯苓皮 三錢

酒延胡 錢半　炒苡仁 三錢　大貝母 錢半　甘草節 一錢

秦艽(酒炒) 一錢　木瓜 錢半　獨活 錢半　桑枝(酒炒) 三錢

陰虛濕勝，帶下，脊痠，裡熱形寒，脈來虛數，症勢纏綿，慎防成勞。

川桂枝後下 五分　煅牡蠣打先煎 四錢　川斷肉 錢半　白芍 錢半

左秦艽酒炒 二錢　炒於朮土炒 錢半　炙草 五分　生苡米 三錢

金毛脊去毛 二錢　茯苓 二錢　烏鰂骨煅先煎 四錢　菟絲子 二錢

鹿角霜先煎 錢半　紅棗 三个

正氣不足，風濕戀而不達，裡熱脈濡，治以扶正徹邪。

西秦艽 錢半　大豆卷 錢半　甘菊花 錢半　苡仁 三錢

白芍桂枝拌 錢半　冬桑葉 錢半　黑山梔 三錢　冬瓜仁炒打 錢半

白茯苓三錢 大力子炒打三錢 炙甘草八分 澤瀉炒錢
杏仁炒錢 姜一大片
讀古稱左癱 刻診左手脉象濡利右手尚大之為陰氣失藏
氣少血涵之故也而左屬氣之日來復而脉之濡復是屬佳兆
再能善調可冀復原矣
西金斛元米炒去米三錢 雲茯神朱三錢 厚杜仲炒三錢 兔絲子炒三錢
野於朮米泔炒一錢 川斷肉酒炒三錢 山萸肉炒一錢 毛狗脊酒炒三錢
炙草八分 五加皮酒炒三錢 淮山藥炒錢 炙黃芪錢

鈕氏係　沖筋草　方

脅疼心悸脉數乃是陰不足陽化也大而亢為患慎養為要

細生地　三錢　茯神　三錢　甘菊花　錢　木瓜　錢下　分

小毛連　卞　元參　三錢　白芍　錢　玉竹　錢

黑山梔　三錢　粉丹皮　錢　炙草　半　萸肉　錢

灯芯　分

霞衢係兩虛　陰虛氣逆頭暈目花怔忡煩悶時或數至皆由

氣失血涵木失所養而肝陽上旋為患也宜与養營涵木立劑

大生地 三錢 石決明先煎 四錢 元武板先煎久 四錢 川斷肉炒 三錢
池菊花 錢半 西金鈴子 三錢 炙草 五分 茜草炭 錢半
山萸肉炒 錢半 煅牡蠣先煎 四錢 當歸身炒 三錢 赤芍 錢半
五味子 五分 烏賊骨煅先煎 四錢 紅棗 三个

經停兩月而猝然暴注依花血海敗也而腰痠脊楚項強均係
血海內虧之故耳當衝任用藥
大薊炭 三錢 白赤芍各 錢半 炙草 五分 大豆卷炙 錢半
大生地 三錢 川斷肉 三錢 烏賊骨煅先煎 四錢 西金鈴子 錢半

杭川芎（酒炒） 錢　炒于朮 錢　茵陳炒 三分　茯神 一分

紅棗 二个

產後衝任不固，稍不得清，時寒時熱，牙關疼痛，而營虛兼挾風

邪也，擬養營宣風法

歸身（酒洗） 三分　大連翹 錢　冬桑葉 三分　蒲黃炒 錢

荊芥炒 三分　川斷肉（与） 三分　杭川芎 錢　杭菊花 錢

丹皮炒 錢　赤芍 錢　地骨皮 錢　炙草 五分

淡黃芩 錢　粉丹皮（酒炒） 錢　紅棗 二个　姜 一大片

風温經久邪戀正虛裡熱汗少口乾喜飲脈滑數以養陰化熱

立方　茯神三錢　炙草八分

鮮沙參四錢(薄荷錢打)　黑山梔三錢　白杏仁(打)一錢　川玉金錢半

麥冬三錢　鮮生地(豆豉三錢打)三錢　石菖蒲錢半　橘紅(吉)一錢

蟬衣錢半　地骨皮錢半　元參三錢　甘蔗皮三錢

經來腹痛嘔噁脈遲少利職由肝聲犯中脾失運權也与疏肝

調經法

佐金丸(入煎)六分　醋延胡一錢　白芍(小茴香炒)錢半　當歸身(酒炒)三錢

豬青皮　錢　山查肉　二錢　烏藥　錢半　杜川斷（炒）　錢
川楝子（煨）　錢半　製香附　錢半　只實炒　錢半　大腹皮　二錢
廣木香（後下）　八分　牛七稍（炒）　二錢　伏龍肝　二錢
溲溺下注小水閉痛脉象尺數下焦腑氣所擾膀胱通利失
司也擬苦寒利水主之
麥寧丸（過下）　二錢　木通　錢半　瞿麥　二錢　川萆薢　二錢
赤豬苓（各）　二錢　草稍　八分　萹蓄　二錢　木香（後下）　錢
澤瀉　錢半　滑石（通草包）　四錢　生苡仁　一錢　牛七稍　二錢

上西珀 不下（灯心一分全研開水過下） 焦白朮 錢 辰灯芯

陰虛不復，脉弱而弓數，象肢倦怠，皆由陰氣內虧所致，幸胃谷尚佳，可冀日向痊途。

北沙參 三錢　生龜板（先煎） 四錢　炙草 八分　地骨皮 錢半

大麥冬 三錢　小生地 三錢　谷芽 三錢　川斛（辰） 三錢

雲茯神（辰） 三錢　白芍（炒） 錢半　杞花（辰） 錢　元參 三錢

淮山藥 三錢　女貞子（辰） 三錢　紅棗 三个

前以清火化痰兼涵木熄風之品，肝陽弓下潛之机，眩暈目花

漸減悸脉來右関滑動殊甚脾藏之濕痰尚踞厚以原意加減調之

細毛連七分（猪心血炒） 黑山梔三錢 夜交藤錢 白玉豆錢

池菊花錢 白蒺利（炒）三錢 郁李仁（打）錢 金瓜蔞三錢

粉丹皮錢 煆決明（先煎）半 珠茯神三錢 石菖蒲錢

木蝴蝶錢 橘紅（鹽水炒）五分 竹二青（水炙）錢

風邪夾痰大蓋熾裡然心煩閃瞤少納脉象滑數治以去邪清火為主

細毛連（姜汁炒）七分　甘草五分　粉丹皮錢半　白杏仁（去尖）三錢
法半夏錢半　鮮沙參（薄荷葉拌）三錢　夜交藤三錢　白芍（防風五分炒）錢半
淡黃芩錢半　黑山梔三錢　麥冬心錢　白蒺藜（去刺）三錢
茯神三錢　玉金錢半　橘紅錢　竹茹（姜汁炒）錢半

天癸趲前，脘腹作痛，頭暈目花，脉象寸滑，症由肝胃不和，衝任失調也。再與和肝理胃主之。

製香附　白芍（桂心炒）　姜皮伏　薤白頭　玉金　木樨子
金鈴殼元　歸身（酒炒）　製半夏　山楂肉（炒）　煅赭石　炒延元

陳香櫞

右　桃月廿四診

心陽化火，内煩煩燥，舌痛而有裂紋，肌膚氣癍，脉形寸弱

滑大，痘瘡疥癘之根，除根實非易事，必要解毒清火主之

細毛連五分　生甘草一錢　紅黑梔一錢　地骨皮二錢　淡芩二錢

紫丹參一錢　當歸一錢　首烏藤一錢　赤豬苓各一錢　銀花一錢

粉丹皮二錢　元參一錢　鮮生地一錢　川黃柏錢半

加土茯苓五錢　竹葉十張

○左

風熱傷金，欬嗽，内熱不已，而絡傷，痰中夾血，色鮮星星，脉象滑數，恙已起，後背熱，頭重，表證尚宜清熱。

鮮沙參三 旱蓮草錢半　欵冬花錢　粉丹皮一錢　天麥冬錢

茜草炭錢　桑白皮炙三　瓜絡炭三　知母去毛錢

白杏仁打三　肥玉竹錢　京川貝去心錢　炙紫菀錢

蔞仁打三　馬兜鈴錢　玉桔梗蜜炙一錢　藕節錢

枇杷葉去毛一錢

○續風束於外　風偏於外則衛失敷佈溫營於中則水道閉塞而身中之氣皆責諸矣身癃之疾所由來也咳嗽声瘂差疾邪阻肺經可知內經云諸氣賁鬱皆屬於肺正合此也仍与開鬼门潔淨府法

淨麻黃先去節 五分　紫蘇葉 一錢　五加皮 二錢　冬瓜皮 二錢

皮杏仁打 一錢　赤茯苓 一錢　大腹皮 一錢　桑白皮 二錢

車前子包 一錢　椒目 八分　沉香片 五分　川通草 一錢

薏苡仁 一錢　茯苓皮 二錢　煨滑石先煎 四錢　姜皮 二錢

枇杷叶

得食即吐槁在賁門病從痰濕交阻而來之姑進之通黄連意

鈎毛連（姜汁）不下　法半夏一錢半　川玉金一錢　生甘草八分

淡乾姜八分　蔻仁八分　川桂枝八分　薏苡仁三錢

西茵陳三錢　杏仁（去尖）三錢　石菖蒲一錢　薤白頭三錢

白茯苓三錢　伏龍肝四錢

風熱傷肺之氣失肅咳嗽吐痰之中帶血乃久咳而肺絡受損

也今內熱口渴脉象滑數治以清化

大力子（打） 三錢 玉桔梗 一錢 法半夏 錢半 萊菔子（打） 三錢

淨連翹 錢半 炙紫菀 錢半 川玉金 錢半 赤芍 錢半

桑葉 荷梗 一錢 淡豆豉 三錢 炒陳皮 一錢 款冬花 錢半

白杏仁（打） 一錢 大地栗 三个

吐血心咳嗽亦稀，谷納亦適，惟裡熱未清，而陰虛者亦意中事也。胃納既甘，後天陰氣自可回復耳。

中生地（炒） 三錢 川玉金 錢半 冬瓜仁 一錢 杏仁 一錢

茜草炭 錢半 川貝（去心）炒 錢半 茯神 三錢 生龜板（先煎） 四錢

款冬花钱半　白杏仁打钱半　天麦冬打钱半　炒谷芽三钱
炙甘草五分　白前一钱半　枇杷叶去毛三片
努力氣傷經絡失調之機以致身體酸疼時復舉發擬從參
氣益絡調之
川断肉酒三钱　厚杜仲盐三钱　五茄皮酒钱半　巴戟天酒三钱
金毛脊酒三钱　红花炒钱　桑寄生酒三钱　酒延胡钱半
全当归酒三钱　木瓜炒钱半　川牛膝盐钱半　大党参一钱
杭川芎酒钱　甘草节五分　炒鹿肉夷一个

小姐　陰虛木旺心陽化火下移小腸小水夾血時或鼻血疾血症々皆係陽氣偏旺之候勝陰清火養陰立劑

鮮生地（秋胆汁炒）三錢　茯赤苓（青代拌）三錢　粉丹皮　錢　大小薊（炒黑）錢

真雅連（豬心血炒）卜　京元參　三錢　桑白皮　錢　童木通　五

車前子（青）三錢　黑山梔　三錢　瞿麥　三錢　甘稍艸　卜

炙川柏　卜　扁蓄　三錢　綠（毛須）五錢　灯芯（辰砂拌）五

濕熱脾失運行身痒腹大而來腫脹重候延久是鼓也慎之

炒於朮　錢　冬瓜皮　錢　廣肉桂（後下）五　茯苓皮　三錢

五茄皮 三錢 大腹皮 三錢 熟附子 錢半 車前子包 三錢
雞內金砂仁末炒 三錢 川椒目八分 焦蒼朮 錢半 廣木香後下 八分
澤瀉 錢半 焦神曲 三錢 姜皮 錢半

濕熱偏走下趨則為便血上衝則為咳逆痰多盖土弱則金虛
所恐化熱為患也与清金宣濕法
鮮沙參細辛拌打 四錢 桑白皮 錢半 茜草炒 錢半 忍冬藤 錢半
赤茯苓 錢半 炙紫菀 錢半 射干炒 錢半 川貝母去心 錢半
生苡仁 三錢 白杏仁打 錢半 馬兜鈴 錢半 沉香屑後下 八分

冬瓜皮 錢半 地栗 三个

衝任不固崩下漸作淋淋不甚則變漏症人身氣血幾何而堪

最是棘手此症古名崩中漏症此二字着意

中生地炭 三錢 煨升麻 五分 野于朮 二錢 煆牡蠣 先煎 四錢

棕身炭 三錢 赤石脂 三錢 蒲黃炭 錢半 川斷肉 三錢

赤芍 炒炭 錢半 西奎膠 三錢 龜板 先煎 四錢 炒陳皮 一錢

炙草 五分 焦建曲 三錢 血餘炭 包煎 一錢

感冒時邪日晡熱重苦汗脈數舌紅与舒肌去邪

鮮沙參四錢（薄荷一錢打）　青蘇叶三錢　黑山梔三錢　淡黃芩錢半
大豆卷四錢　大連翹錢半　炒陳皮一錢　白茯苓三錢
光杏仁三錢（打）　冬桑叶三錢　生枳殼錢半　炙甘草八分
老姜一大片

風熱爍熇，相火上乘，喉間紅赤腫脹，蒂丁下墜，疙瘩喉痹，正在鴟張，萬勿懈弛

細毛連（淨）七分　淨馬勃一錢　板藍根三錢　金銀花三錢
大連翹錢半　象貝母（打）三錢　山豆根錢半　黑山梔三錢

薄荷(後下)〥 射干片錢 生甘草半 赤芍錢

清寧丸(後下)三〥 玉桔梗〥 鹽梅子一只

八

脉虛芤 血崩頻至 脉弱無神是虛象 法當填補

西奎潞錢 茯神三〥 大生地(砂仁末拌)三〥 煨升麻半

野於朮(炒)錢 赤芍炒錢 川斷肉(炒)三〥 炙紫菀(炒)半

炙甘草半 全當歸(炒)三〥 女貞子(炒)三〥 煅牡蠣(先煎)半

厚杜仲(炒)三〥 炒陳皮〥 紅棗三个

濕熱乘虛趨走厥陰之絡 娠遂睪丸腫痛腹氣下墜乃 似疝候

前以温行化濕致而未能除根茲復增劇序以前法加減調之

製香附錢　茅朮炭錢　炒枳殼錢　赤茯苓三錢

細毛連醋炒分　川楝子醋炒錢　醋青皮醋炒錢　焦薏仁三錢

烏藥三錢　醋延胡錢　杜仲鹽炒三錢　川黃柏鹽炒錢

生牛膝鹽炒錢　草梢八分　絲瓜絡醋炒錢

暴崩屬實久崩屬虛古人垂訓至理存焉夫實者臟邪瘀積之謂也虛者三陰失于維繫之機也所以暴崩宜通宜清久崩宜填宜塞虛實之間擇其要而治之此症延及百日之外其三陰

之虚更何待言何尚畏首畏尾而不与補塞之劑乎吾怪乎脾氣之不運穀納漸減也

大熟地砂仁末拌三錢　左牡蠣先煎煅四錢　大歸身炙錢半　大黨參錢半

烏鰂骨煅先煎四錢　武元板炙先煎四錢　川斷肉炙三錢　野於朮土炒錢半

花龍骨煅先煎四錢　茜草炭錢半　蒲黃炭錢半　炙甘草五分

赤石脂包先煎三錢　炒陳皮一錢　採芸曲錢半　赤芍錢半

煨升麻五分　川芎炭錢半　蓮房炭三錢

腹痛噁心是木失疎泄也防徒來癥瘕爲膈

製香附 錢半 豬苓皮 錢 台烏藥 二錢 砂仁末後下 八分
川楝子炒 錢半 木香 錢 蘇身尾 錢半 白芍干姜炒 錢半
醋延胡 錢半 麸枳殼 錢半 山查炭 二錢 沉香曲 錢半
杭川芎炒 錢 煨姜 一大片

○風束於外，濕聚於內，風濕交蒸，衛失敷佈，而水失通流，因身之腫脹作也。宜逐風水一候，此宜是矣。與開鬼門潔淨府法。

乾浮萍 錢 序桂枝後下 錢 車前子炒 二錢 大腹皮 二錢
帶叶蘇 二錢 川椒目炒去汗 八分 川通草 錢 桑白皮 二錢

赤猪苓三錢　鹽澤瀉錢半　茯苓皮三錢　光杏仁打三錢
防風錢半　姜皮一錢

肝脾失疏則氣逆而於中，侮脾之故。木侮則脘腹板痛而嘔噁，至於經水之不行，乃肝之藏血依然也。先與平肝鎮逆法，後再商調理。

金沸花包錢半　歸身尾錢半　青陳皮各一錢　醋延胡錢半
煅赭石先煎一錢　西[illegible]錢半　大腹皮三錢　金鈴子錢半
沉香曲錢半　廣木香後下　赤白芍肉桂心同炒錢半　法半夏錢半

淡干姜八分 烏药一钱 陈香元四钱

漏下既久，带亦不止，肝肾之虚不待言矣，面色晦滞，脉形虚疎，恐其生痉也。

全當归酒炒三钱 杭川芎炒钱半 川断肉炒三钱 女贞子炒三钱

細生地三钱 赤芍药钱半 茜草炭一钱 丹参炭一钱

烏鲗骨煅先煎四钱 蒲黄炭钱半 元武板炙先煎四钱 煅牡蛎先煎四钱

西党参元米炒一钱 炙甘草八分 蓮房炭一钱

產後衝任兩虚，带下不止，脉虚而浮，谷纳不多，恐生浮腫，脉与

養陰益氣調之

大生地（砂仁末拌）三錢　歸身（炭）三錢　炒於朮　錢半　木香（後下）八分

西黨潞　三錢　赤芍　一錢半　炙甘草　五分　煆牡蠣（先煎）五錢

川斷肉（一兩）三錢　杭川芎（酒）一錢　炒陳皮　一錢　兔絲子（鹽）三錢

茯神　三錢　南棗　三個

産後血虚八脉亦損者下肢瘦面色無華前投養陰固本稍效

仍与原意主之

全當归（酒）三錢　西赤芍（炒）錢半　西黨潞　錢半　炒陳皮　一錢

細生地 砂仁拌炒 三錢 茜草炭 錢半 木香 後下 八分 石蓮子 打 四錢
杭川芎 一錢 烏鰂骨 錢半 煅牡蠣 先煎 四錢 女貞子 炒 錢半
川斷肉 炒 錢半 茯神 三錢 南棗 三個 陳皮 一錢

食滯阻不下降而生內熱脘腹脹滿脈象弦數治以下導
枳殼實 炒 三錢 瓜蔞皮 元明粉拌 三錢 廣木香 後下 八分 老蘇梗 三錢
生麥芽 三錢 製錦紋 後下 三錢 炒陳皮 一錢 大連翹 錢半
大檳榔 一錢 山查肉 三錢 萊菔子 打 三錢 黑山梔 三錢

陳佚手作

前投金匱旋覆代赭合瓜蔞薤白散意而肝胃氣痛大瘥
由胸氣痹結開肝木若元尅之患也今與原法增入和胃理中
主之

金伏花包 錢　淡干姜 分　西全瓣 錢　鹽橘紅 錢
煅赭石先煎 錢　薤白頭 錢　炙草 分　炒白芍 錢
法半夏 錢　栝蔞皮 錢　醋青皮 錢　炒枳殼 錢
羽毛連吳萸三分 分　沉香末 錢　陳香元 分

肝胃氣痛已瘥然非丸劑久服不尅除其根也

西金斛 細雅連 栝蔞皮 老陳皮
野於朮 廣玉金 薤白頭 大腹絨
炙甘草 麩枳殼 廣木香 後下 杭川芎
淡干姜 沉香曲 烏梅肉 烘脆研 酒延胡
製香附 木梓子 紅花

痰氣鬱阻，木火上亢，以致喉間梗塞，噁心欲嘔，脈象滑數，治以清火化痰。

佐金丸七分 川玉金 錢 黑山梔 三錢 桑白皮 錢

生甘草五分　射干一錢　炒姜皮八分　粉丹皮八分

炒枳殼八分　炙桑皮八分　白杏仁打八分　象貝母打三錢

玉桔梗一錢　青橄欖三个

風溫相兼，形寒發熱，有似瘧狀，非瘧也，與解肌去邪

川桂枝　半夏　檳榔後下一錢　黑山梔三錢　赤苓八分

法半夏八分　柴胡八分　鈎藤後下八分　白芍八分

大連翹八分　防風八分　杏仁打八分　生竹茹五分

生姜一片　棗三个

肝腎不足濕邪乘虛而趨陷為患先發便溺継則外腎腫脹疼痛不消恐致其久延而結成疝也再以溫通而佐攝納

製香附　生熟苡仁　澤瀉炒　小茴香炒　醋延胡　川黃柏

冬瓜皮炒　煨升麻　葫蘆巴　蒼朮炒　煨木香後下　木瓜炒

金鈴子炒　青皮炒　枳殼炒　絲瓜絡炒

風熱襲於少陽之經耳內作痛而有寒熱恐防其釀膿成聤耳

宜以疏風清泄法

大力子炒　蔓荊子　粉丹皮炒　赤芍　大連翹　黑山梔

生甘草　象貝母 研　蒼耳子 炒打　甘菊花　金銀花 炒

桑叶　苦桔梗 炒　竹茹 五厘

濕熱化痰阻塞肺絡而爲氣逆不得臥，重按之今鼓實，痰積爲燥之徵，治以辛以降逆

全福花　款冬皮　枳實 炒　陳白术　代赭石 煅　杏 炒去皮

桑皮 炒　大腹皮　白蔻仁 研　沉香　川鬱金　蘇子 研

白杏仁 研　竹茹 姜汁炒

閔太　胃虚上薰，肺失肅降，以致咳嗽，嗽久傷絡而爲吐衄，前

方養血通絡血止嗽減仍與原法主之
鮮生地三錢 旱蓮草二錢 炙桑皮錢半 炙紫菀錢半 淡芩錢半
白芨片一錢 忍冬藤三錢 白杏仁去皮錢半 沉香汁磨冲五分
海浮石錢半 川玉金錢半 冬瓜仁錢半 粉丹皮錢半
天麥冬各三錢 生苡仁三錢 枇杷葉去毛錢半
脾喜溫而惡寒多嗜寒飲冷之物則失升運之機凡土弱者
則木乘之在腹作痛職是故也與溫脾運中法
炙香附錢半 煨木香磨冲錢 炒陳皮錢 川楝子酒炒錢半

高良姜錢　山查炭四　烏藥錢　焦白朮錢
炒枳殼錢　焦神曲錢　豬延胡錢　白芍桂心炒錢
炙草五分　雞內金砂仁三分三錢
續　肝腎不足　前以溫養之藥疝氣墜痛稍減舌苔根潤
尚垢下焦之濕濕猶在而正虛者邪困滯而難速也仍以前意
增主潤之
製香附錢　陳延胡錢　肉蓯蓉淡二錢　焦蒼朮錢
西全歸炒錢　上桂心研冲五分　茯苓辰拌三錢　淮牛膝三錢

大熟地（茴香炒）三錢　煨升麻五分　蛇床子（酒炒）三錢　川黃柏（鹽水炒）錢半
荔枝核五个

寒濕久留面色萎黃脈浮數症係疸候慎調為要
蒼朮　桂枝（後下）八分　東叶蘇三錢　大腹皮錢半　六神麯三錢
茵蔯錢半　茯苓皮三錢　生薏米錢半　木瓜錢半
陳皮一錢　炒枳殼錢半　炒苡仁三錢　川牛七（炙）三錢
黑山梔三錢　雞內金（炙）錢半　姜皮錢半

脈弦肝亢痛腹時作蓋木旺必尅脾土也而脾主腹痛也与建

中利氣法

製香附 二錢 炙甘草 五分 廣木香 八分（磨冲） 青皮 醋炒 一錢

大白芍 桂心炒 一錢 川楝子 醋炒 一錢 焦白朮 二錢 東党參 炒 一錢

淡乾姜 八分 醋延胡 一錢 烏藥 一錢 鷄內金 砂仁三分 一錢

山查肉 炒 三錢 江壳 二分

食滯阻中脘痞作痛，內熱，脈沉數，與運中下降主之

製香附 一錢 大檳榔 三錢 山查炭 三錢 淡吳萸 一錢

小枳實 三錢 金瓜蔞 元明粉拌 三錢 焦神曲 三錢 玉金 一錢

廣木香（後下）八分　桑寄生（打）三錢　炒陳皮一錢　烏藥一錢
嫩蘇梗一錢　陳香元八分

陰虛濕熱下乘肛門結痔大腸夾瘀疼痛殊甚擬育陰清熱宜濕立則

大熟地（膽汁炒）三錢　地榆炭三錢　赤芍一錢半　生苡仁三錢
生龜板（先煎）五錢　煨升麻八分　丹皮一錢半　川斷肉三錢
槐花三錢　淡黃芩（酒炒）一錢　山萸肉三錢　酒歸身三錢
澤瀉一錢　元參三錢　炙川柏一錢　柿霜一錢

陰虛火旺經水趲前腰脊痠楚八脉之虧殊爲甚矣擬養
營心攝法
大生地炒灰 三錢 厚杜仲鹽 三錢 當歸身炒 三錢 西奎潞 三錢
花蕊石 四錢 蒲黃炭 錢 赤白芍 錢 煨木香 錢
煅牡蠣先煎 四錢 茜草炭 錢 煨升麻 錢 炙甘草 八分
女貞子炒 三錢 紅棗 三個
氣虛失疏中陽乏運穀納爲漸減且又噁心脹滿之象已來
肝胃氣痞之根除根已非易事也

旋覆花（包）錢　薤白頭　錢　焦枳殼　錢　白芍（干姜三分拌）錢
煅赭石（先煎）四錢　製香附　錢　青陳皮（各）錢　吳茱萸　八分
栝蔞皮　錢　廣木香（後下）八分　法半夏　錢　開心菓　錢
廣木香　廣玉金　錢　陳佛手　八分

續　陰虧火旺　再進補益經漏　仍主頭昏欲眩　良由衝任過虧
陰不涵而陽上旋爲患　再以養陰以攝
大生地（旱蓮草三錢同打）二錢　煅牡蠣（先煎）四錢　淡黃芩　錢　潞黨身　二錢
製首烏　三錢　丹參炭　錢　全當歸　一錢　川斷肉　二錢

東白芍一錢　京元參二五　烏鰂骨（另先煎）四錢　蒲黃炭一錢
野於朮（土炒）二五　元武板（先煎）三五　茜草炭一錢

臌病　氣滯則木失疏泄。脾滯則濕窒化機。木土交爭。則上為嘔噁。中為腹脹。下為足腫。兩便少利。已成臌疾。況乎時交夏令。濕氣方張。而濕阻氣道更甚。姑望痊愈。務望調理適宜。藥餌無誤。庶乎近焉。　此方保和丸合五皮飲

左金丸（過下）七分　山查炭一錢　廣陳皮一錢　炒神曲三錢
麩枳殼一錢　谷麥芽（炒各）三錢　大腹皮三錢　茅朮皮一錢

鷄内金（砂仁三分）三錢　車前子（包）三錢　冬瓜皮　錢半　茯苓皮　三錢
冬葵子（打）錢半　乾姜　三分　伏龍肝　四錢　陳香橼　一錢

氣鬱肝傷胸膺板痛痰多胸痺脈象遲濇先與開結通痺
全伏花（包）錢半　瓜蔞皮（川）二錢　枳殼　錢半　蘇梗　錢半
石菖蒲　錢半　薤白頭　錢半　桃仁　一錢　白杏仁（打）錢半
法半夏　錢半　川玉金　錢半　沉香曲（后下）八分　薏苡仁（打）四錢
炙草　八分　白茯苓　三錢　陳佛手　八分

產後三月腹中痛脘悶不知飢渴晨嘔心脈象濡弱此化癥積

爲患乃木亢犯脾之氣失運也与疎肝扶脾法
製香附 錢半 山查肉 三錢 廣木香煨 一錢 炒枳殼 錢半
川楝子炒 錢半 炒穀芽 一錢 酒歸身 一錢 法半夏 錢半
酒青皮 一錢 白芍桂心炒 錢半 醋延胡 錢半 烏藥 錢半
炙甘草 五分 炒白朮 錢半 玫瑰花 三朵

○溫邪夾濕欲達而不去但見頭汗陽明之鬱熱未宣脈象沉數
腑滯之化熱日甚當從兩解爲主
鮮生地浮萍五分打 三錢 生苡仁 三錢 枳實炒 錢半 地骨皮 錢半

赤茯苓皮 三錢 澤瀉 一錢五分 蔓荊子 三錢 金銀花 三錢

雞蘇散 包 四錢 杏仁 去皮 三錢 大連翹 一錢 青葉蘇 三錢

檉柳 一錢 生姜 一大片

風濕交侵，形寒形熱，發頭痛，脈濡，舌白膩，擬從疏風化濕主之

大豆卷 三錢 冬桑葉 一錢 炒苡仁 三錢 青葉蘇 三錢

防風 一錢 鈎鈎 一錢 蔻仁 打 下 澤瀉 一錢五分

川芎 一錢 甘菊花 二錢 茯苓 三錢 枳殼 一錢

陳皮 一錢 神曲 一錢 老姜 一片

肺位最高而為水源肺氣為風濕之所壅則水道為之不利是霄腫之所由作也現下上部之腫漸退大腹兩足之腫更甚蓋濕性下趨水隨濕之義也与潔凈府法

赤猪苓 三錢　車前子包 三錢　䕬木通 錢　玉桔梗 錢半

鹽澤瀉 錢半　焦蒼朮 錢半　防已 錢半　雞蘇散先煎 錢

漢桂枝後下 四分　大腹皮 錢半　萊菔子研 三錢　黑白丑研末 八分

炒苡仁 三錢　神曲 三錢　杏仁打 錢半　姜皮 五

肝脈從足指上行入腹而脈道為濕邪所阻則疝氣結矣与沈

脹逆脾減身萎是根所也
製香附錢　川黃柏一五錢　炙乳沒各錢　澤瀉一五錢
醋延胡錢　橘核一五一錢　木香後下五分　炒苡仁三十
焦茅朮錢　大貝母打三錢　焦紫菀打　牛木瓜八錢
淮牛膝一五三錢　巴戟天一五三錢　炙杜仲一五錢
續服崩漏實　崩中已止　綱囊亦增　前方填補已效　再以養陰
益氣主之
大熟地砂仁拌三錢　歸身一五一錢　厚杜仲一五三錢　蒲公英八錢錢

大西党三錢　炙甘草五分　煅牡蠣四錢　炒白芍錢半

野於朮三錢　川斷肉炒三錢　化龍骨先煎三錢　炙龜板先煎四錢

煨升麻五分　陳皮一錢　紅棗三个

寒偏墜背脊痛不可轉側裡急咳嗽與和營通絡主之

酒歸身三錢　酒延胡錢半　廣木香後下八分　淮牛膝一錢三錢

金毛脊去毛炙三錢　厚杜仲炒三錢　淨桃仁炒錢半　羌獨活各一錢

川斷肉炒三錢　炙乳沒各錢半　大貝母去心三錢　甘草節五分

橘絡炒一錢　絲瓜絡炒一錢

風濕已解牙痛已平而腸瘕作少僅停不行左寸脉未穩亦清
氣陰兩怯虧之微嫌但養營和絡主之
鱉身[illegible] 三錢 陳皮 一錢 茯[illegible]條[illegible] 錢 茯苓 三錢
四製香附[illegible] 三錢 杭川芎 錢 法半夏 錢 木瓜 一錢
厚杜仲[illegible] 三錢 赤芍 錢 炒神曲 三錢 炒只殼 錢
炙甘草 四分 胡桃肉 一枚

風邪留經不得從咳而出脉數弱無力久延正氣已虛防其吐
衄來損為虞

鮮沙參（薄荷汁拌）錢　冬瓜仁（打）錢　玉竹錢　紫口蛤（打先煎）錢
茯神三錢　桑白皮錢　款冬花錢　象貝（炒打）三錢
白杏仁（去衣）三錢　炙紫菀三錢　麥冬三錢　炙草五分
大連翹三錢　炒白术三錢　地栗（打）三个

濕邪乘氣墜入厥陰之絡少腹佛痛睾丸腫脹久延疝症也与

溫捐法

焙延胡錢　煨木香（後下）錢　小茴香錢　法半夏錢
鹽紫蘇五分　炒枳殼錢　青陳皮（各）錢　木瓜丁錢

煨升麻八分　川楝子錢半　焦白朮一錢　茯苓三錢

懷牛七錢半　三錢　炒苡仁三錢　絲瓜絡錢半　一錢

續風溫留戀不解　脈象弦數　寐醒之際　咳愈甚　苦痰痰痞腐

風邪留積肺底　太陰少陰同病也　慎調爲要

鮮沙參四錢（細米炒白句打）　玉沉緞子八分　杏仁一錢　生熟苡仁各三錢

法半夏錢半　射干一錢　錢半　紫菀一錢錢半　白茯苓三錢

焦蒼朮錢半　桑白皮錢半　款冬花錢半　玉桔梗一錢

炙百部一錢　地栗打三個

風溫久延肺胃液熱所傷咳嗽痰多中有血近乃久咳而肺經受損也与甘寒化痰

鮮沙參 錢 苦桔梗 錢 甘菊花 錢 馬兜鈴 錢

金銀花 錢 炙紫菀 錢 蘇薄荷 後下 錢 大連翹 錢

牛蒡子 炒 三錢 川貝母 三錢 冬桑叶 錢 鈎鈎 後下 錢

大地栗 三个

風熱痛發少陽三經耳下結核腫喉間紅赤狀蛾裡熱形甚大

宜清泄主之

大力子（炒打） 三錢　大連翹 錢　銀花（後下） 錢　粉丹皮 錢
蘇薄荷（後下） 錢　冬桑葉 錢　甘菊花 錢　枳實 二錢
大貝（炒六） 三錢　玉桔梗 錢　黑山梔 二錢　生甘草 八分
赤芍 錢半　銀花 錢　竹卷心 十支
當背受傷堅腫經旬不退疼痛亦甚 此係督脈上行之處慎調
為要
全當歸（二錢） 二錢　活延胡 錢　炙乳沒（各） 錢　羌活 錢
金毛脊（去毛） 錢　木香（後下） 八分　枳殼炭 錢　炙甘草 八分

杭川芎醫 一錢 紅花 一錢 陳皮 五分 枳殼 一錢

大連翹 一錢 焦神曲 三錢 桑枝酒 三錢

風溫透發癍子而餘邪不足外達咳嗽嘔逆不已肉脈尚虛防

其入損爲嗽

鮮沙參薄荷汁拌 四錢 大麥冬 一錢 地骨皮 一錢 茜草 一錢 三錢

桑白皮 一錢 菊花 一錢 茯神 三錢 生甘草 四分

玉竹 一錢 款冬花 一錢 白芍 一錢 西洋參 一錢

貝母去心 一錢 黑山梔 三錢 枇杷葉去毛 三片

續崩中已止　再進補中益氣三劑　血崩已斂納亦增益營衛
之生皆賴中央脾胃補中即所以補氣血也仍與原意主之
大熟地三錢 砂仁末拌　潞黨參錢　煅牡蠣先煎打 錢　焦建曲三錢
西奎潞一錢　赤白芍各錢半　炙艸五分　厚杜仲炒三錢
野於術土炒錢半　川斷肉炒三錢　陳皮一錢　茯神三錢
山萸肉炒三錢　女貞子炒三錢　木香煨八分　紅棗三枚
續風溫已解　陽明之熱上犮風溫痰機肆擾嘔痛頭疼舌黃
口膩治以辛涼而佐甘寒

細生地 三錢　薄荷 後下 八分　元參 三錢　生山梔 三錢

玉泉散 包煎 四錢　甘菊花 一錢　麥冬 三錢　鈎鈎 後下 一錢

肥知母 三錢 錢半　桑叶 一錢　防風 一錢　連翹 一錢半

淡條芩 酒炒 錢半　竹叶 十片

鎮癩疥瘡方　用豬油調搽患處　鶴膝風帖患處

附子 三錢　肉桂 三錢　麻黄 一錢　白芥子 二錢

炙乳沒 各 二錢　大貝母 三錢　炙甲片 研末 一錢　東丹 一兩

樟腦 三錢　麝香 三錢　百草霜 三錢　海楓藤 三錢

○肝氣犯胃作痛歷有年矣前月由痛而作嘔噁肝木之亢更甚於前蓋嘔吐皆主脾胃之病名為衝肝木之衝激則嘔吐何從而生哉葉氏所謂木尅土即此候也夫嘔久傷津之耗化險之虞而內熱從此燃矣脈形虛細弦大舌不爽胃納不思病情頗為重候蓋脾胃為後天之根本根本既竭此症愈實為難事姑擬奠中抑木調之

北沙參三錢　木樨寸　若　烏梅吳茱萸　一錢　大麻仁研　三錢

檀麥芽三錢　東白芍于姜三分　二錢　玉竹　若　金石斛　若

九香虫七只　根姜皮炒一錢　柏子仁六三錢　瓦楞子煅先煎半

沉香曲錢　金伏花包錢　燬赭石先煎四錢　伏龍肝三錢

鮮白残花錢

○覆　前方甘以和中辛以開結酸以柔木苦以泄熱得緩肝氣降積滯行胃絡澈開三者均是佳兆惟其久痞之後全恃胃納脾運而後可陽生陰長古人所謂徇處乃暢此其是也現就肝平痞已祇須和中扶胃養液生津無庸他求矣

北沙參一錢　川毛連吳萸子水炒分　茯神三錢　郁李仁打錢

白芍 錢　麥冬 一錢　松穀芽 三錢　九香虫 七只
乾姜 三分　廣橘白（鹽） 五分　沉香曲 錢　五味子杵 七个
桔葉炙 錢　蘇羅子 錢　金石斛 一錢　白殘花 錢
濕疹　觸染濕毒任三月而頭部頂間淋漓作癢不甚心悠此
毒氣蟠踞於中未能一概清淨也與通經降腑法
生錦紋（後下） 三錢　金銀花 錢　首烏藤（后） 三錢　大貝母（杵） 四錢
黑元參 三錢　生甘草 八分　豨薟草（后） 三錢　赤茯苓（衣） 三錢
粉丹皮 錢　元明粉 錢　生只實 三錢　新絳 錢

草木通錢　炙乳沒乃各錢　土茯苓半　晚蠶砂三錢

濕熱下注致成淋濁遊勞即發此名勞淋乃腎氣因虛濕熱乘

隙而入也與清熱宣濕法

細生地 秋胆草亦可 三錢　粉丹皮乃錢　澤瀉半錢　山萸肉半三錢

瞿麥三錢　牛膝梢半三錢　元參三錢　生苡仁三錢

扁蓄三錢　木通錢　茯赤苓 三錢　車前子半三錢

益元散包一錢　黃柏 肉桂一分 錢　秋蒸葉三錢

濕熱而成肢倦頭昏嘔心裡熱加以懷孕五月脾虛可養脾為

陰土之濕所以諸恙更甚於牀起之時也與滲濕運脾主之

白蔻仁 打 八分　採芸曲 錢　法半夏 錢　建蔻散 包 四錢

廣藿梗 錢　茯赤苓 各 三錢　陳皮 錢　澤瀉 錢

炒枳殼 錢　左金丸 吞下 八分　炒苡仁 三錢　通草 一錢

老薑 一大片

穿腸流注

努力傷氣濕熱乘之胸膺結癰好發依名穿腸流注勢將成膿難期消散也姑從法從宣濕為主得鬆乃平

炒茅朮 錢　淨角針 炙 錢　赤茯苓 各 三錢　桔梗 一錢

大連翹 一錢　炒苡仁 三錢　荊芥穗 錢半　大貝母打 錢半
冬瓜皮 錢半　炒枳殼 錢半　桔梗 錢半　生甘節 五分
金銀花 錢半　炙枇杷 錢半　絲瓜絡 錢半

癮解染漆毒　染受漆毒頭面頸項寬初瘰流紅作癢俗名漆
咬其實辛溫之氣走入氣分流竄三陽之經也脈前藥得效仍
与原意主之
胡毛連 節　元參 三錢　冬桑叶 一錢　淡黃芩 錢半
豨薟草 三錢　青寧丸 三錢　金銀花 一錢　牛蒡子炒打 三錢

粉丹皮 錢　首烏藤 三錢　大連翹 錢　生枳實 三錢
生甘草 分　桔梗 一錢　夏枯草 錢　蘆根 一兩

○濕熱久溜下趨大腸便溏色赤時痛脈象尺數防延成痢為慮
製錦紋 三錢（後下）　只殼炭 三錢　澤瀉 錢　赤芍 錢
川萆薢 三錢　大腹皮 錢　山查炭 三錢　川柏 錢
京玄參 錢　赤苓 三錢　木香（後下）　炒苡仁 三錢
生神曲 三錢　通草 錢　灯芯 錢

○氣分素弱風乘襲之而化為熱熱則氣分更傷痰亦隨化肺有

為痰熱所壅是以咳嗽痰濃氣機微逆臥則較甚蓋肺主升降得
熱則升多而降少也脈象浮數帶弦外邪尚重當宜肅金徹邪
立則
南沙參（半夏子藕） 一錢　象貝母（去心杵） 錢　蛤殼（杵 先煎） 四錢　茯神 一錢
白杏仁（杵） 三錢　川玉金 錢　全瓜蔞 一錢　海浮石（先煎） 三錢
冬瓜仁（杵） 錢　黑山梔 一錢　桑（叶炙）皮 錢　帶心斛 一錢
帶心麥冬 錢　地栗（杵三个）　海蜇（漂淡） 二錢
○覆　氣逆較平欬嗽減而復重脈象兩寸滑苔色質紅起刺良

由肺并脾與心營同虧而陰不充養也序以養營化痰主之

北沙參 錢　冬瓜仁 去衣 錢　元參 三錢　白芍 錢

大麥冬 去心 錢　川石斛 錢　川貝母 去心 錢　地骨皮 錢

白杏仁 去衣 三錢　茯神 三錢　薏仁 水 錢　款冬花 炙 錢

川玉金 錢　粉丹皮 錢　地栗 水 三个

病由春季頭昏腹滿而起漸致咳嗽腹痛脅脹前醫誤治病勢有加無已而後大腹腫脹如鼓小水短少大便溏泄咳嗽尚重舌苔光剝病情至此實為險候蓋先從肝陽亢旺而尅脾土矣

木尅而為腹痛脹脹土虧日衰水亦凌之所以水至土泛有尿
之虧既乎陰偏至此病去取茸何恃而不必耶怯燥宜還凡濕
下焦用藥得能背氣內收小水多長庶幾善得更則濕氣正旺
之時至日益加重之實也

熟地炭 三錢 茯苓 三錢 製附子 一錢 車前子 炒 三錢
萸肉炭 一錢 澤瀉炭 一錢 上肉桂 後下 半分 粉萆薢 三錢
山藥炭 一錢 丹皮炭 炒 牛七炭 三錢 五茄皮 後入 三分
炒建曲 三錢 沉香末 冲下 木通 八分 陳香元 一錢

受傷之後氣血失流絡之機當背堅硬疼痛起塊恐有成癰之實也

當歸尾[酒] 二錢 金銀花 一錢 橘絡[酒] 錢 川斷肉[酒] 二錢

角針 八分 川貝母[去心] 二錢 木瓜[酒] 八分 杖川芎 八分

甘草節 四分 赤茯苓[皮] 二錢 桑寄生[酒] 二錢 羌活 八分

炒枳殼 七分 白芷 錢 桑枝[酒] 牛 絲瓜絡[酒] 八分

偏處堅腫退但覺蒸熱異常此瘀行氣復之象可告成癰之實也再以和營益絡主之

細生地 三錢　杭白芍 酒炒 八分　甘草節 五分　炙乳沒 去油 錢半

全當歸 酒炒 一錢　赤芍 錢半　酒延胡 錢半　五加皮 酒炒 三錢

金毛脊 去毛 三錢　杞術 酒炒 一錢　炒紅花 錢半　淡酒芩 錢半

厚杜仲 鹽水炒 三錢　桑枝 酒炒 一尺

咳嗽而兼鼻衄，肺胃積熱，可知脈來滑數，渴好引飲，先与甘露

而佐辛涼主之

鮮沙參 旱蓮草三錢 四錢　象貝母 去心 三錢　炙紫菀 錢半　蘇薄荷 後下 八分

白杏仁 去衣 一錢　淡酒芩 錢半　桑白皮 錢半　益元散 包 四錢

肥知母(去毛)錢　玉桔梗錢　天麦冬(各)錢　款冬花錢
鮮茅針花七支
懷孕徵候以係肝有伏熱而胎位不固也吳氏用青蒿膏調治深為良法謹仿其意主之
大生地三錢　粉丹皮錢　活隸身五錢　煅牡蠣(先煎)四錢
厚杜仲(炒)三錢　黑山梔三錢　杭菊花錢　炙龜板(先煎)四錢
川斷肉(炒)三錢　淡黃芩錢　赤苓錢　炙紫菀(去毛)の卜
炙甘草上卜　淡菜五只

○暑濕熱久戀下趨大腸　前方苦降通滯腹痛稀大解得爽濕邪已可化機惟脉象尺硬仍作脹悶宿食滯阻於下焦以原意主之

炭錦紋後下　三錢　山查炭　三錢　木香後下　八分　澤瀉　錢半
焦枳實　三錢　焦神曲　三錢　陳皮　一錢　烏藥　錢半
萊菔子炒　三錢　大檳榔　三錢　赤苓　三錢　炒苡仁　三錢
老蘇梗　錢半　陳佛手　八分

濕鬱脾失健運面浮足腫小溲黄濁脉形數滑苔色白膩症已

朱庭濕潤為病

厚朴 一钱 澤瀉 二钱 雞蘇散 包 三钱 杏仁衣 三钱

茵陳 二钱 焦蒼朮 二钱 車前子 包 三钱 桑叶蒂 二钱

赤猪苓 各 三钱 炒苡仁 三钱 木瓜 二钱 大腹皮 二钱

麩只殼 二钱 陳皮 一钱 姜皮 一钱

氣滯食停 濕阻 嘔吐 腹痛 脈來不大 尺部散硬 治以蘇降為主

佐金丸 入煎 包 花檳榔 二钱 山查炭 三钱 烏藥 二钱

生只實 一钱五 炒青皮 一钱 玉金 二钱 姜皮 一钱 元明粉 三钱 冲

白蔻仁(研) 八分　萊菔子(研) 三錢　陳皮 一錢　木香 八分

淡干姜 八分　炙甘草 六分　伏龍肝 四錢

濕熱薰蒸頭昏舌膩肢重慢步履艱與宜滲濕化熱法

紫川朴 八分　澤瀉(炒) 錢半　炙黃柏 一錢　車前子 三錢

炒苡仁 三錢　通草 一錢　茯神 三錢　雞蘇散(包) 三錢

赤豬苓(各) 三錢　冬瓜仁 錢半　肥知母(去毛) 錢半　大連喬 一錢

金銀花 錢半　老姜 一片

木鬱失舒經行愆期而腹疼痛頭昏噁心按脈遲弦皆是肝病

為恙也与逍遙散意
炙柴胡醋炒 錢半　炒白芍土炒 錢半　赤芍 錢半　川鬱金 三錢
當歸身酒炒 三錢　瓜蔞皮 錢半　炙鱉甲 錢半　烏藥 錢半
廣木香後下 八分　紫丹參 錢半　淡竹茹 錢半　紫蘇梗 錢半
山萸肉 三錢　茯神 三錢　陳佛手 八分
濕熱流走陽明三經背發赤瘰流脂奇癢名曰纏腰火丹已久
宜熱防毒熱邪入裏致發神昏与清涼解毒法
大力子炒 三錢　金銀花 一錢　黑山梔 三錢　赤茯苓 一錢

澤瀉 錢　大連翹 錢　生甘草 八分　甘菊花 一錢

塊滑石 四分　肥知母 去毛 錢　蘇薄荷 七分　鉤毛連 半分

大貝母 去心 三錢　淡竹葉 錢　夏枯草 錢

濕熱蒸於中土，化毒膚發癢瘰，裡熱不能泄，以清熱滲濕法

川雅連 姜汁炒 八分　淡竹葉 錢　天花粉 包 四錢　生苡仁 三錢

赤茯苓 辰 三錢　粉丹皮 錢　蘇薄荷 後下 五分　蘇青蒿 錢

肥知母 去毛 鹽水炒 錢　川通草 五分　金銀花 一錢　鹽澤瀉 錢

大連翹 錢　玉桔梗 五分　鮮蘆根 半

○濕熱太陰中陽被困足腫面黃大腹微脹其色灰也舌苔中心白膩當以溫中健脾

製香附 錢　製川朴 錢　荳花 錢　砂仁末 八分
薄肉桂 錢　焦神曲 三錢　炮姜炭 八分　赤茯苓 三錢
茅术皮 錢半　麩枳殼 錢半　炒麥芽 三錢　鹽澤瀉 錢半
製半夏 錢半　新会皮 錢半　陳香櫞 錢

覆濕熱熱蒸　風濕交傷脾肺合受其邪頭昏自汗咳嗽稍甚
瘦少足腫厚與身宜化濕

金沸花（包） 錢半　粉前胡 錢半　款冬花 錢半　雞蘇散（包） 四錢
桑白皮 錢半　生茅花 錢半　炙紫菀 錢半　川通草 一錢
白杏仁（去尖） 三錢　炒苡仁 三錢　赤豬苓（各） 三錢　穀芽皮 錢半
鹽澤瀉 錢半　沉香曲 錢半　鮮蘆根（去節） 二尺

風邪咳嗽痰中帶血肺絡已傷防延虛損也

桑白皮 二錢　白杏仁（去尖） 二錢　益元散（薄荷包） 四錢　茯神 三錢
炙紫菀 錢半　茜草（炒） 錢半　帶心麥 錢半　地骨皮 錢半
款冬花 錢半　炙玉竹 錢半　茯苓皮 錢半　川貝母 錢半

冬瓜皮 錢 通草 桔梗 丹 枇杷叶去毛 三片

怀妊三月心主司養而木火內充脾土必衰是以頭昏噁心口膩肢倦諸恙來也与清火平木法

真雅連 五分 川貝母去心 三錢 黑山梔 三錢 雙鈎藤 錢

製半夏 錢 鹽橘紅 一錢 生苡仁 三錢 硃茯神 三錢

麸枳殼 錢 粉丹皮 錢 石菖蒲 八分 益元散包 三錢

蔞皮次[illegible] 錢 竹二青[illegible] 錢

胃脘痺痛延及右脇時見噁心此肝失疏胃氣瘀積也防其吐

衄

醋延胡 一兩 製香附 兩 桃仁 去皮 一兩 木樨子 兩

川楝子 兩 製香皮 兩 木香 八分 萬佳派 兩

枳夫实 去 一兩 青陳皮 各 兩 紅花 一兩 薤白頭 二

低系肩 廿下 陳香元 兩

小產癈行遲多心陽猖旺目汗頭昏腦疼乃陰虧陽不潛藏也

与養陰潛陽

當歸身 炒 一兩 赤白芍 炒 兩 製首烏 一兩 硃茯神 二兩

炙龜板（先煎）四錢　川斷肉 三錢　炙甘草 七分　丹參炒 錢半

細生地（砂仁三分拌）三錢　煅牡蠣（先煎）四錢　丹皮炒 錢半　炒白朮 二錢

黑山梔 二錢　南棗 三只

濕鬱化風淋漓之股此腿紋痛了之桂瘋之患蔓劑難愈以清疏方調之

川桂枝（後下）四分　茅朮皮 錢半　炙乳沒（各）錢半　大貝母 三錢

羌獨活（各）一錢　淨紅花 錢半　杜牛膝 七分　川草烏（各）一錢

五加皮 二錢　海風藤 錢半　炒木瓜 錢半　秦艽 二錢

茯苓皮三錢　兔腿骨四　海桐皮二錢　薪嫩枝

蘄蛇三錢　白鮮皮鹽水炒三錢　炒苡仁三錢　川黃柏四

黃酒一斤浸之　月服二次　每服二盃

覆　木鬱失舒　經行超前　納穀作脹　是肝用（病）木乘脾土　若權肩（慮）

原以和肝健脾主之

金鈴子錢半　萸皮炒錢半　山查肉三錢　當歸身酒炒三錢

醋延胡錢半　麩炒枳殼錢半　炙甘草七分　木香後下八分

青陳皮各五　焦建曲三錢　赤白芍各錢半　淡芩錢半

庚子五月 沈宗兼 廿四 陳宗之 八七

風温襲侵肺氣致壅鬱降失權以致乾咳氣逆右手足腫脹蓋
肺氣主表被邪壅遏而爲腫也擬開提滲化

粉前胡 錢半 苦杏仁 三錢 赤茯苓 三錢 鹽澤瀉 一錢
杜蘇子 錢半 白通草 錢 雞蘇散 包 四錢 金沸花 包 錢半
光杏仁 衣 三錢 桃仁 三錢 生苡仁 三錢 炙款花 錢半
冬桑葉 錢半 防風己 錢半 竹葉 十支

來者謹悉種種蘇承下問聊具蒭言然管見吝多爲大方所笑

也拘身行傷筋內舍於肝淫氣害腎子病及母也思慮傷神內及於心淫氣害脾母病及子也夫腎弱則不克涵木而剋心陽脾弱則無以生肺金而輸灌四旁金亦由是而日弱木火從此而日旺欬嗽之所由起也而欬久肺絡受傷血從痰出愈欬則其絡更損而血較痰多矣人身秉陰以質陽血為陰血去過多無怪乎形體之日益羸瘦神氣之日加困倦也現下欬後覺氣上升喘急自汗其汗但見胸部此由腎虛不能納氣水弱不克濟火也蓋兩腎中央謂之命門道家謂之丹田氣海內藏真陽

主發一身之陽氣平人所呼出吸入毫無錯亂者全恃兩腎之陰以翕闢之也前人云真陽以腎爲宅此即意耳刻下陰虛若此則陽氣失潛藏之機氣隨陽冒肺爲橐籥主司升降虛極況擾虛升降之道安能如常哉所以爲欬爲逆爲喘種種見端紛至沓出矣所云汗出但見胸部必交寅卯之際虛汗即出蓋汗者心之液也胸者心之府也而人氣生於寅天氣開於子而寅卯之交心中之陽與天氣之陽勃然外越腠液無以持虛藏虛汗隨之而外泄也　諸先生謂陽氣發越確無疑義也拙見凡

劑與湯藥並投早服宜水六君煎合四烏鰂丸生脈散以資宜水之化源晚服知柏八味丸直入腎經以滋腎水而制陽光若晉武之取蜀鍾鄧同權一進險乎一圍劍閣而生脈烏鰂丸非衛瓘之監軍者不識　主裁以為然乎

西洋參（元米炒去米）錢　烏鰂骨（去甲醋炙先煆）四　法半夏錢半　茯神三錢

大麥冬錢半　菖蒲根（炒）四　鹽杞仁錢　炙甘草八分

五味子（炙）八分　大熟地三錢　歸身（炙）一錢　南棗三个

生姜一片　知柏八味丸三錢淡鹽湯送下

三陰瘧久愈正虛今復受濕不從微邪發熱無汗面色萎黃脈

形濡弦防要成結瘧也

川桂枝 四分 炒苡仁 三錢 焦白朮 一錢 海南子 錢

六一散 包 四錢 焦枳殼 錢 鹽澤瀉 錢 炒白芍 錢

皮杏仁 各 錢 炒陳皮 八分 茯苓神 各 三錢 老蘇梗 錢

製半夏 錢 淡黃芩 錢 老薑 二片

脾受木尅腹痛脘脹嘔惡心悸不寐治以疏肝和脾

製香附 錢半 麩枳殼 錢 醋延胡 錢半 山查炭 三錢

川楝子 一錢 青陳皮 各錢 延胡索 一錢 製香附 錢半

台烏藥 錢半 木香絲 後下 八分 蔞皮絲 錢半 砂仁末 五分

東白芍 干姜三分 錢半 炙甘草 五分 陳香元 八分

濕熱薰蒸頭昏肢倦噁心少納脈形滑數治以芳香宣濕

炒川連 四分 雞蘇散 包 四錢 川通草 錢 川玉金 錢半

白蔻仁 四分 赤苓 三錢 澤瀉蘭 各 錢半 炒苡仁 三錢

藿香梗 錢半 焦神曲 三錢 製半夏 錢半 冬瓜皮 各 錢半

炒遠志 錢半 竹叶 十片

胃脘作痛已延日久正虛裡逆背由穀進日少是以化生津也

法擬辛開苦降致泄甘和

金伏花包 錢 薤白頭 錢 烏梅肉吴于三分 一錢 炒枳殼 錢

煅赭石 四錢 製香附 錢 製半夏 錢 東白芍干姜三分 錢

括蔞皮 錢 炙甘草 五分 炒青皮 一錢 沉香曲 錢

廣玉金 錢 陳佛手 八分

經停三月而復感濕邪頭昏足楚裡逆口膩狀先治宜標扶後

圓宮平

製川朴 錢半　炒苡仁 三錢　枳殼炭 錢半　製半夏 錢半

藿香梗 錢半　赤茯苓 三錢　焦神曲 錢半　鸡苏散 包 三錢

白蔻仁 四分　炒木瓜 錢半　炒陳皮 一錢　通草 一錢

竹捲心 十支

肝陽內旋，頭暈噁心，甚則眩作，經停數月不行，脉弦，帶下，防延怯症，与調經固本，兩養肝腎。

大生地 旱蓮草三錢 三錢　煅決明 先煎 四錢　粉丹皮 錢半　硃茯神 三錢

烏賊骨 牡蠣 先煎 四錢　山萸肉 一錢　潼蒺藜 一錢　當歸身 一錢

煅牡蛎（先煎） 四錢　滁菊花 錢半　黑山梔 錢半　製首烏 三錢

茜草炭 一錢　白石英 一錢　血餘炭（包） 三錢

懷妊挾濕，脾失司運，肝失司疏，頭暈作痛，嘈心脘滿，不識所由

來也，治以疏泄為主

製香附 錢半　廣藿梗 錢半　鷄蘇散（包） 四錢　澤瀉 錢半

製川朴 一錢　炒只殼 錢半　赤苓 三錢　木瓜 錢半

白扣仁（杵） 後下　炒蒼朮 一錢　川通草 八分　炒延胡 錢半

老姜 一片

正爲風濕相侵發爲腫脹頭面手足大腹俱腫脈形滑數可加
症屬濕氣內阻外邪未發表裡俱病勞犯經也慎調爲要
佐金丸入煎　一錢　乾浮萍　五　童木通　錢半　黑山梔　二錢
赤茯苓打　二錢　車前子包　二錢　生苡仁　二錢　桑白皮　錢半
姜皮　錢半　大杏仁打　二錢　澤瀉包　錢半　桃仁包　五
石菖蒲　錢半　廣玉金　錢半　沉香屑磨冲　半夏　大麥柴　廿
前方利水化痰嘔心心腹脹漸消痰濕稍可化機權肝胃不和
頭昏眩暈納穀少舒至祇頗深理之非易之也

佐金丸（入煎）錢　炒陳皮 錢　麸枳殼 錢　焦六曲 三錢
茯苓皮 三錢　炒神曲 三錢　冬瓜皮 兩　茅根皮 兩
澤瀉 錢半　姜半夏 錢　山楂肉 三錢　車前子（包）三錢
大腹皮 三錢　穀麥芽（各炒）三錢　沉香曲（包）五分　陳香元 八分
大麥柴（洗淨）三錢

濕熱內蘊心陽移邪於小腸　小溲狹澀莖痛殊甚　與通利泄熱法

青麟丸（入煎）三錢　瞿麥 三錢　木通 錢　益元散（包）四錢

赤豬苓(去) 三錢 扁蓄草 三錢 海金砂(包) 一錢 川通草 錢

車前子(炒打) 三錢 黑山梔 三錢 澤瀉(炒) 八分 黄柏(炒) 錢

廣木香(後下) 八分 生苡仁 三錢 川萆薢 三錢 灯芯(青黛拌) 錢

傷瘀吐血兼鮮紫塊胸腹疼痛防延黄疸重症与消瘀法

製大黄(醋炒) 三錢 當歸尾(酒) 一錢 醋延胡 八分 炙乳没(各) 八分

淨桃仁(去衣) 一錢 焦枳殼 八分 川楝子 八分 陳香櫞 錢

鮮紅花 八分 紫丹參(猪心血炒) 三錢 牛膝梢 三錢 茺蔚子 八分

血餘炭 一錢 藕節 三个

覆濕熱鬱蒸　氣沸濕鬱肝易亢逆上旋則為頭昏眩暈犯中
則為噁心嘔吐腹膨氣撑脈象鬱濇經水漸少防成臌脹也
栗柴胡　八分　東白芍　錢半　製香附　一錢　台烏藥　錢半
佐金丸　八分　青陳皮　一錢　山查肉　三錢　廣玉金　錢半
廣蘇身　三錢　製香附　錢半　製半夏　錢半　白杏仁　八分
砂茯神　三錢　陳香元　八分
下元虧損經行過多以致陰不涵陽頭昏眩作甚則噁心夢中
囈語此屬陽光與痰濁為患與潛陽熄風主之

石決明 煅先煎　池菊花　黑山梔　當歸身

磁硃丸　製首烏　東白芍　廣玉金

石菖蒲　粉丹皮　穭豆衣　川貝母 杵

硃茯神　木蝴蝶　竹二青

木鬱失疏泄之機，腹痛脹，腹痞，任水從聚，是瘕也，與疏肝利氣主之

佐金丸 下　山查肉 炒 三錢　砂仁 後下 下　江只殼 錢

當歸身 酒炒 三錢　赤芍 一錢　製香附 錢　青皮 一錢

台烏藥 錢半 木香(後下) 八分 炙甘草 八分 川芎 錢半
蘇梗 錢半 陳佛手 八分

前方養陰涵木兼下稀眩暈減營陰之來復之機從此血脈流充經水自無閉阻之患也

大生地(炒) 三錢 炒紅花 錢半 赤芍藥 錢半 豬延胡 錢半
茜草炭 錢半 川斷肉(炒) 二錢 烏鰂骨(炒黃色) 四錢 炙丹參 錢半
全當歸 三錢 杭川芎 八分 炙甘草 八分 厚杜仲 三錢
大黨參 二錢 澤蘭 錢半 紅棗 三枚

寔寔稍虛不復困然便溏太陰失輸權權藉滋也又生津養陰法

北沙參一錢　金石斛三錢　茯神三錢　粉丹皮錢半

穭豆衣錢半　麥冬三錢　炒谷芽三錢　雞內金炙一錢

白芍錢半　地骨皮錢半　炙甘草半　製首烏錢半

紅棗三个

覆氣滯濕蘊　前投逍遙散行氣通經腹脹稍舒噁心眩暈仍作肝陽尚旺法宜疏肝通經

細毛連（姜汁）七分 澤蘭 錢半 川石斛 錢半 炒只殼 錢半
桃杏仁（各）錢半 烏藥 錢半 山查肉（炒）三錢 橘柳皮 一錢
歸尾 一錢 蘇梗 錢半 製香附（杵）錢半 甘菊花 錢半
紅花 錢半 紫丹參（[illegible]）一錢 茺蔚子（杵）錢半

覆元益薪 陰虛木大上亢眩暈不已前方養陰潛陽木已斂仍
與原意主之
細毛連（姜汁）（吳萸[illegible]）五分 製首烏 一錢 粉丹皮（炒）錢半 穭豆衣 錢半
石決明 四錢 抱木茯神（辰拌）三錢 黑山梔 三錢 酸棗仁（杵）錢半

池菊花錢 白芍錢 杏仁四 炙甘草八分
磁硃丸三錢 鮮生地三錢 竹茹姜汁炒錢
病後寒濕氣滯經絡環跳之上堅腫掌大疼痛脉沉重候与温經
通絡調之
左秦艽三錢 川羌活錢 懷牛七三錢 京白芷四
川桂枝酒炒八分 桑絡 炒苡仁三錢 川柏錢
桑寄生一錢 延胡錢 甘草節八分 五茄皮酒炒錢
鴨脚草錢 絲瓜絡錢

受雨露邪遏表衛陽，致形冷惡寒無汗，治以疏解爲主

乾薑 錢 大豆卷 錢半 薄荷(後下) 二 陳皮(炒) 四

車前子 一錢 炒枳殼 錢半 茯神 三錢 製川朴 八分

杏仁(打) 三錢 川羌活 錢半 西河柳 錢半 炒苡仁 三錢

生薑 一片

胃陽被痰濕所困，腹痛裡急，治以溫中疏濕

製香附 錢半 廣木香(後下) 八分 老蘇梗 錢半 製半夏 錢半

製川朴 四 焦神曲 三錢 蔻仁(打) 八分 高良薑

花檳榔 錢 山查炭 三錢 炒陳皮 一錢 炙甘草 下

茅朮皮 一錢 陳香元 八分

氣血兩弱痰阻少化甚以久難復原脈象左手濡細右手滑大

原以養正益營而化痰濁 以手足無力者

左秦艽 酒炒 錢 鹽橘紅 一錢 炒木瓜 錢 炒苡米 三錢

五茄皮 酒炒 錢 潞黨參 元米炒去米 一錢 夜交藤 酒炒 錢 製半夏 錢

焦白朮 一錢 茯苓皮 三錢 益元散 荷包 四錢 海藻 洗 錢

川牛膝 酒炒 三錢 桑寄生 一錢 絲瓜絡 錢

濕熱蒸下注則為淋濁上僭則為裡熱頭昏身重脈象濡數

法宜清化

川萆薢 三錢 澤瀉 錢半 焦神曲 三錢 炙川柏 一錢

炒川朴 八分 車前子 三錢 包 赤茯苓 各 萹蓄草 三錢

赤豬苓 各 三錢 焦茅朮 錢 白蔻仁 打 八分 瞿麥 三錢

雞蘇散 包 生熟苡仁 各 三錢 竹叶 十支 灯芯 錢

經云受濕偏氣、身半偏陽夫氣滯則運化乖而濕熱留之陽氣偏

則脾土困濕氣聚水而失生運之功蓋濕為土邪陽為脾陽也

是以咳嗽多痰食後脹脹隱結矢氣則快然水發時成飧泄脉六並數面白無華悲思入深而來情懷抑鬱氣阻中焦之之方失思慮則氣結而脾傷以致脘痛久作納穀更甚蓋脾氣困乏運化為之非也與開結運中之劑

全福花包 錢　玉金 錢　沉香磨 五分　製香附 錢
薤白頭 錢　杏仁 三錢　炒只殼 錢　丁香磨冲下
桔梗皮炒 云　製半夏 錢　建曲 三錢　石菖蒲 錢
木香磨下 五分　炙甘草 三分　竹二青姜汁 錢

肝胃不和脘痛少納中氣衝逆差久延恐極也與通陽和肝

金橘花(包) 八分　西金鈴(炒) 八分　炙甘草 四分　山查肉 三錢

玫瑰花(去蒂) 五朵　醋延胡 八分　廣木香 八分　白芍(桂枝) 錢半

川楝子(醋炒) 錢半　炒毛連(干姜三分炒) 四分　炒谷芽 三錢　醋青皮 一錢

製香附 錢半　佛手絲(醋炒) 錢半　陳香元 一錢

前方平木利氣肝陽尚旺未靜上冒而為頭昏目花尅脾則裝

腹痛飧泄也再與原意出入主之

真川連(姜汁炒) 八分　夜交藤 錢半　黑山梔 三錢　白蒺藜 錢半

池菊花 八分 石決明 煅，先煎 四錢 粉丹皮 炒 錢半 炒青皮 一錢
穭豆衣 錢半 朱茯神 三錢 川楝子 錢半 木[illegible] 後下 一錢
炒白芍 錢半 山查肉 三錢 陳香元 八分

血行過多，心膈少寐，囊納漸少，經水趲前，脈象氣弱，全屬肝虛。見症急宜養血安神為主。

大生地 砂仁三分拌 三錢 遠志 [illegible] 錢半 川斷肉 [illegible] 三錢 懷山藥 錢半
歸身 [illegible] 三錢 柏子仁 二錢 赤芍 炒 錢半 炒陳皮 一錢
抱木茯神 辰砂拌 二錢 益智仁 打 錢半 生龜板 先煎 四錢 炒谷芽 三錢

炙甘草 五分　橘白 一錢五分　紅棗 二枚

肝脾失和，經水愆期，腹痛氣撐，納減。宜和肝健脾法

川楝子 錢　延胡索 錢　山查肉 三錢　澤蘭 錢

白芍 錢　大腹皮 三錢　淨紅花 錢　製香附 錢

綠萼梅 三錢　松毛 錢　杭川芎 八分　台烏藥 錢

雞內金 三錢　炙甘草 五分　玫瑰花 一朵

濕化未盡，裡熱未已，噁心作嘔，陽明陽氣上逆，治以清化為則

製川朴 五分　炒苡仁 三錢　雞蘇散 四錢　蘆根 錢

老蘇梗 一錢 赤茯苓 三錢 淡干姜 五分 粉丹皮 一錢
白杏仁打 二錢 陳皮 四 白蔻仁打 五分 川通草 八
茯神 三錢 桔梗 四 生姜 一片

解受熏毒先從咽腫繼則咳逆痰多不得安臥俗名熏煙毒也
經云喉主天氣咽主地氣氣阻者必自咽入肺胃同病此痰咳
之所以作也治宜肅宣肺胃主之

苦葶藶研 一錢 射干 四 生甘草 五分 炙紫菀 一錢
生湘黃 三錢 淨麻黃 八分 雞蘇散包 三錢 川百部 一錢

桑白皮 三錢 生石膏 先煎 四錢 金銀花 四錢 馬兜鈴 八分

白杏仁 去皮尖 三錢 玉桔梗 一錢 鮮竹叶 十五片 鮮荷葉 一張

病後脾虛濕勝便溏腹痛倦怠以健脾化濕

西黨參 炒 炒苡仁 山查肉 炒谷芽

焦白朮 煨木香 焦神曲 砂仁末 後下

炒陳皮 茯苓皮 麩枳殼 福澤瀉

淮山藥 煨姜

濕熱未痊面色萎黃倦怠水短前以茵陳湯泄化已效仍与原

瘧三之

綿茵陳　生茅朮　川通草　白蔻仁衣

赤豬苓　車前子包　大腹皮　肥知母

福澤瀉　建神曲　六一散包　炒陳皮

宣木瓜　生姜

瘧發早截，留邪未盡，是以內熱仍重，當從徹邪化濕

真柴胡　海南子　大連翹　炙甘草

淡黄芩　六神曲　炒陳皮　地骨皮

粉丹皮　白蔻仁　白蒺藜　黑山栀
姜　炙

續脾受木尅　肝氣横乎脾困尚甚嘈心脘痛仍作再與抑木
扶土

佐金丸　醋青皮　山查肉　白芍 干姜三分
川楝子　玉金　炒建曲　木香
醋延胡　粉丹皮　炒只壳　炒谷芽
炙草　砂仁　伏龍肝

○心陰不足相火上僭發為頭暈嘈心怔忡不寧經水數月未至

宜養和飲填潤為主

麥冬　赤芍　丹皮　池菊花

川芎　益智仁　茯神　石決明

生地　棗仁　山栀　遠志

穭豆衣　桑葉　竹二青

○兩進養陰涵木眩暈漸止精神亦振惟經仍閉結不行營陰尚

虧時致疼再養陰通經

大生地　川芎　茯神　西參須
當歸尾　赤芍　龜板（炙先煎）　炒丹參
川斷肉　紅花　茜草　酒延胡
茯苓　沉蒲夜　炙草

寒濕蓄而化熱成瘧慎調為嬌
製川朴　錢　乾浮萍　五　澤瀉　錢　光杏仁（衣）　錢
焦蒼朮　錢　茵陳　錢　車前子（包）　三五　建神麴　三五
赤豬苓（各）　三五　炒米仁　三五　紫叶蘇　三五　大腹皮　錢

生姜皮 ム

病後正虛濕氣又乘阻窒氣分遂致脘滿不飢脈形濡數舌苔白膩姑從芳香宣濕爲主

廣藿梗 錢半 西茵陳(炒) 錢 廣木香 錢半 益元散(包) 錢

紫川朴 錢 麸枳殼 錢半 雞內金(砂仁拌) 三錢 松穀芽 錢

採芸曲 三錢 扁豆子(衣) 三錢 杭白(炒) 錢 木香(後下) 八分

[illegible]皮次 錢 茯神 三錢 紫蘇皮 錢 乾佛手 八分

客濕乘襲衛陽遏伏形冷裡熱大便溏薄從以維表出邪

藿梗 錢半 炒枳殼 錢半 黑山梔 三錢 大連翹 錢半

赤葉蘇 三錢 焦神曲 三錢 茯苓 三錢 薄荷後下 五分

大豆卷 三錢 光杏仁去皮 錢半 澤瀉 錢半 炙竹茹 七分

陳皮 一錢 蒼朮 一錢 生姜 一片

霍 三陰瘧久 瘧止而不思飲食 胸脘脹 按滿之象 脈來濡數

乃由此餘邪尚伏胃經 非積滯也 仍與去邪清熱

条芩 錢半 陳皮 錢半 枳實炒 錢半 知母去毛 錢半

製川朴 一錢 杏仁去皮 八分 焦神曲 三錢 連翹 三錢

姜皮　生苡仁　地骨皮　桔梗皮

陳皮　益元散(包)　姜

受傷裏熱從此而起熱壅則胃納不多得食作嘔蓋胃主熱則

氣上升故也與清營宣濕法

鮮生地　山查炭　粉丹皮　大貝母(心)　桑枝

赤茯苓　絲身　神曲　金銀花

大連翹　禾葛(炒)　知母　甘草

病勞潛熱又增勞碌至疾作熱厚與疏化

茵陳　五茄皮　米仁　蘇只殼　陳生姜　茯苓皮

澤濱 陳左 姜左

氣滯血弱，兼濕熱乘之，中宮滿不知饑，得食後懊憹不舒，脉沉口乾，先理氣滯，再商補益。

金沸花一 括蔞皮一 麩枳殼 玉金 茯神
老陳皮一 雞內金（砂仁拌炒） 池菊花 採芸 鮮佛手
蘇梗 炒麥芽 白芍 製半夏

氣滯中陽，之運納呆作脹，懊憹作痛，此胃病也，脉虛遲緩，擬辛以藥，宜善調理，毋多遭勞為要。

金釵斛二 燕白根 玉金 沉香汁 烏藥

煨赭石先煎 木槿子 炒山梔 桂丁子 九香蟲

括蔞皮 製半夏 青陳皮各 炙草 陳香元

小姐

病後痰出阻滯肺部，叢傷脈絡，而背脈引急背

外出血路，龜背重疾，本為日未多者不圖治也

北沙參三 大麥冬各 炙龜板先煎 石菖蒲各 炙草八

焦石羔先煎 狗脊去毛各 東川貝各去心 玉金各 白杏仁打一錢

上橘紅八 金毛脊去毛炒三 桑白皮三 天竹黃各 竹茹姜汁前

脾陽素弱，復受暑濕，濕之犯脾以致腹膨便泄小水不

多有成痢之虞慎之

制川朴　煨木香　六神曲　麦芽　煨葛根

苍术土炒　苏藿梗　川萆薢　山查炭　炙草

陈皮　炒枳壳　车前子包　赤苓　生姜

小姐

风热疾湿乘入机窍脐脉发为泄泻三受绕横腰胀势

水嫩攒以通络出邪

寒湿伤中久泄不止面白无華脉象细迟治以温中健

脾

党参　茯苓　使君子　川萆薢　扁豆子

麸枳殼　雞內金（砂仁三分）　陳皮　炮姜炭　廣木香

山查肉　炒谷芽　檳榔　紫川朴　煨姜殼

暑邪挾積蘊踞中焦，先發痧子，繼溏泄，脘中阻隔板痛殊甚。大節間世，氣逆欬嗽，痧勢非輕，慎調為要。

製錦紋　真毛迷　生甘草　廣玉金　山查炭

姜皮（元米拌炒）　粉萆薢　大腹皮　萊菔子　紫川朴

枳殼實　苦桔梗　陳皮　焦神曲　銀花

旋伏手　伏龍肝

臨證醫案一卷

不著撰者
清惠民堂抄本

臨證醫案一卷

本書爲中醫醫案著作。不著撰者。書内大致按照天（肝風）、地（咳嗽）、元（泄瀉痢疾）、黄（虚勞）、宇（寒熱往來）、宙（陰虚陽亢）、洪（血證）、荒（肝木乘土）、日（温邪暑濕）、月（婦女）、盈（腫脹）、昃（寒濕）等分類，輯録内科臨證醫案二百五十餘則。案例較簡略，先叙病機，後列主要症狀或治法，又後列處方藥，具有一定參考價值。，

惠民堂書

臨證醫案

天

乙卯晋芝伯

風陽乘頂頭痛如破宜清息之

生地四 杭菊炒三 羚羊角一 白芍二 決明四 鈎三 白蒺二

穭豆衣三 丹皮一下 夏枯草三分

地

再診

痰火上升咳嗽晨間帶血宜以海蛤丸作煎劑

蛤殼四 桑皮三 象貝二 杏仁三 紫菀一下 杭菊炒二 橘紅蜜炙一下

蘇子二 南參二 枇杷葉去毛 三片

三診

受熱傷脾飲食失節腹膨便溏形消脈弱已成脾疳宗

九

培升脾降胃

北沙参三钱 焦术一钱 茯苓三钱 煨葛根一钱 麦芽一钱 西谷虫一钱炙 佩兰叶一钱

诃子煨一钱 木瓜二钱 九香虫一对 荷蒂一个 生熟谷芽各三钱

四九

饥饱伤脾，及受暑湿，冬为下痢，刻下虽愈，中土式微，四肢浮肿，议与调胃健脾

党参三钱 焦术一钱 茯苓三钱 甘草一钱 木瓜八分 归身一钱 白芍一钱五分

扁豆三钱 生熟谷芽各三钱

初十六

烧

脾胃交困，骨蒸发热，脉微，两目生翳，已成府积重症

元

北沙參三錢 赤苓一錢 麥冬二錢 扁豆三錢 芦薈七分 竹決明二錢 史君子三錢
穀芽三錢 只殼八分 蔗皮錢半 除去只殼加佩蘭叶以解荷蒂

便泄先有腹痛腸鳴此氣分之泄用木砂枳术法
廣木香煨 砂仁 只殼麩炒 焦术 赤苓 通草 廣皮錢半
荷蒂

天 廿一

年近花甲腎水已弱衰際去冬陳陽挾內風動然上掀頭為之
暈耳為之鳴平肝熄風此証大旨
羚羊角五分 石決明三錢 白蒺藜二錢 生地三錢 白芍二錢 阿膠一錢 天麻煨八分

黄　三月十三

穭豆衣 三錢　女貞子 三錢　炙杜仲 三錢

腎虛腰痛

製首烏　杜仲 鹽水炒　川斷　沙苑子　歸身　香附 童便拌炒

兎絲餅　杏仁 少許　合桃肉

地　初一

痰氣上升蘊于肺部咳逆隱作宜宣肅降

蘇子 三錢　桑皮 三錢　杏仁 去皮三錢　紫菀 八分　蜜炙　貝母 去心 二錢　蛤殼 五錢

枇杷露 一兩

地　初六

呼出心肺吸入肝腎每逢舉發有出無入此是肝腎之傷症

宇　幼

地　〻七

本求治或不脱然〻

熟地（附子苦汁拌）萸肉　山薬　丹皮　澤瀉　茯苓　牛膝（去ヲ）

車前子　五味子（焙）　銀汁

外病将斂惟瘧邪不愈形瘦脈微且左孫孫多強視也

製首烏（三錢）党參（三錢）歸身（八分）甘草（三分）白芍（八分）鱉甲（炙四錢）穀芽（三錢）紅棗（二个）

形寒〻身熱〻咳嗽〻脇痛經曰諸氣膹鬱皆屬于肺此風温襲肺

仿葉氏以輕苦微辛

南沙參（八分）桑葉（一錢五分）連翹（一錢五分）杏仁（三錢）黑山梔（一錢五分）蔞皮（三錢）象貝（三錢）

又 初八診

鮮金斛一錢 枇杷叶二片 藕根一兩

烦劳阳升风動

鈎〻三钱 白芍一錢 丹皮一钱 穭豆皮一錢 桑叶一錢 白薇一錢 茯神四钱

石决明生 白蒺三钱 荷葉边二钱

又

经曰诸风掉眩皆属于肝 肝阴血不足 风阳上越 肩背麻痛 頭目昏暈 頸项不舒 与经旨適符 宜调養肝腎 平熄风陽

製首烏三钱 刺蒺三钱 白芍一錢 天麻煨一錢 牛膝鹽水炒三钱 金毛狗脊八钱

淮黄芪一錢 新茄皮一錢 鈎〻三钱 白芍一錢 穭豆皮三钱

洪 廿三

左脉箏弦血隨氣溢而吐成盆成碗肝陰傷不能藏血戒惱
怒庶可漸次向愈

阿膠二錢 女貞子 生川斛三錢 旋覆花絹包八分 歸尾二錢 石决明生杵一兩
牛七錢半 新絳屑八分 藕節三个

荒 十一

喉間哽噎咽膈根萌
川連八分 青鹽半夏錢半 只實八分 茯苓三錢 蘇皮三錢 淡芩錢半
竹茹一錢 姜汁二匙沖服

地 十三

風為天之陽氣温乃化熱之邪自手太陰而入肺氣失職咳

嗽發熱所由來也用葦莖湯

冬瓜子四錢 苡米四錢 桔梗八分 杏仁三錢 蔞皮三錢 象貝三錢 馬兜鈴一錢

山梔一錢 桑叶八分 芦根一兩

又方

桔梗八分 桑葉八分 象貝三錢 蔞皮一錢 山梔一錢 杏仁三錢 馬兜鈴一錢

甘艸三分 芦根一兩 枇杷露一兩

地

温邪一候身熱不惡寒捫之烙手咳嗽頻絞邪机弛張怕冷

日 八

逆傳膻中汲汲閉阻衛分之邪

由　二人

豆豉二分　桔梗八分　大力子二分　連翹一分　只殻八分　杏仁四分　山梔二分
蔞皮二分　枇杷叶　茆根

耳中蛙鳴時流淋水皆阴虚風火上乘實下為主清肝佐之

生地（牡蠣粉拌ヿ）生　牛膝　二分　亀甲三分　菊花八分　丹皮八分　羚羊角八分　白芍二分
刺蒺藜（雞子黄拌ヿ）二分

宙　以

陰傷于下　肝鬱于中　帯下綿々　脘中隠々而痛　皆是病也
暈耳鳴　肢震是肝陽夾内風為患　治法宜領
製首烏二　川斛二分　白芍二分　金鈴皮（炒ヿ）　茯神（朱拌）二分　麦冬二分

菊花三錢 石決明一兩 丹皮一錢 小生地一兩 玫瑰花二朵
陰血不足風陽偏勝心跤不寐肌膚甲錯亦正患也宗方右
治風先治血
生地四錢 北沙參三錢 石決明三錢 殊麦冬二錢 棗仁三錢 白菊 刺蒺
十大功勞三錢 烏芝麻二錢
小產陰傷脾氣上逆方書謂氣有餘便是火之有餘便是痰
故脘腹嘈頭神氣不爽時或震躍作痛瘧無疑
石決明一兩 白芍三錢 生地三錢 牛膝五錢 北沙參五錢 棗仁三錢 遠志炭一錢

寅 初三

月 十六 廿二

盈

十八

宙　○氏の七

菖蒲八分　硃茯神三钱　雪羹湯

　単腹脹満調之不易

生术三钱　厚朴一钱　川楝皮一钱五分　青皮一钱　赤苓三钱　通草三分　大腹皮二钱

佛手三分　金匱腎氣丸三钱

又方

生朮三钱　厚朴一钱　川楝皮一钱五分　青皮一钱　大腹皮二钱　茯苓三分　佩蘭叶一钱

沉香三分　金匱腎氣丸

　丹溪曰上升之氣自肝而出今見逆心煩而悸喉間呃噎頻

吐涎沫頭暈目花如坐舟車職是故也擬黃連溫胆湯加減

上實下

川連姜汁炒三分 青鹽半夏八分 橘絡三分 甘草三分 牛膝炭三錢 只實三分 菊炭錢

蒺藜三錢 製首烏三錢 竹茹錢半

溫邪擾攘之後尚咳嗽脇痛內熱漫黃不見餘熱逗留仿喻

嘉言善後法用一甘一寒俾胃氣漸立餘熱漸徹

北沙參三錢 玉竹三錢 甘草五分 花粉三錢 知母八分 杏仁三錢 山梔錢 桑皮錢

佩蘭叶八分 枇杷叶去毛 蘆根生

日

氏

九三

日　十九氏十四

温邪夹濕蒙分不暢致身熱脈數舌苔白膩胸痞嘔惡詢
及天癸仍來以少腹並之隱痛宜泄邪和胃
豆卷三钱　豆豉三钱　鬱金八分　吉更八分　只殼八分　連翹三钱　山梔二钱　飛滑石三钱
蔻蔚子三钱　竹茹姜汁一钱　茆根五

荒　廿一

平昔嗜酒中氣受戕濕積于肺变化成痰隨氣上達喉間哽
哽噎甚則嘔吐宗安胃湯為主複入温胆
北沙参三钱　只實一钱　烏梅肉三分　炮姜一分　川連姜汁三分　青盐半夏五
甘草三分　新会红一钱　茯苓三钱　竹茹一钱　柿四个　八粒

元　氏仁九

陰虛内熱衛疏悪寒

生地　石决明　白芍　白薇　石斛　地骨皮　淮小麦

棗仁　甘草　紅棗二个

洪　何仁六

濕熱傷胃繼怒傷肝卒然吐血養胃育陰為治

麦冬　石斛　山茱　茯苓　阿膠　生地　枸杞

女珍子　秋石　淡菜二只

元

下痢紅膩遷延半載緣脾虛濕熱之邪未徹擬平胃散合苓

朮地榆湯

盈　廿三日

焦朮(五分)厚朴(八分)廣皮(一錢五分)甘草(五分)蒼朮(五分)地榆炭(三錢)煨葛(一錢)

煨木香(三分)炭柏(一錢五分)荷蒂(二枚)

兩進越婢湯汗泄腫消再進浮腫稍剩刻下擬五皮飲合(五苓)之品

桑白皮(五分)大腹皮(五分)冬瓜皮(三錢)赤苓皮(三錢)通草(三分)滑石(三錢)赤豆卷(三錢)

木瓜(三分)薑皮(三分)

宙　九月廿

陰血虛虛風火用事入暮寒熱目不了了治宜養血清肝

製首烏(四錢)白芍(五分)丹參(三錢)生地(四錢)石決明(三錢)白菊(三錢)五味子(一錢五分)

枸杞五分 丹皮一錢 蒺藜三錢

荒

右季脇下陣痛，發則腹中汩汩有声，按述多年怒郁，初病在氣，久必入絡，乃致病之源由肝邪乘土，考古人云痛是不通，用旋覆葱絳湯佐以辛香入絡

茹某十二

旋覆花五分 桂心二分 川楝子一錢 延胡一錢 絳屑二分 生香附一錢 炙艸分 海南子五分 歸鬚五分 青葱管三寸

芃某の三

消補兼施，佐以溫通

黨參三錢 甘艸二分 神麯二錢 生谷芽三錢 葫蘆巴五分 青皮八分 焦朮三錢

赤苓三錢

丸方

党參（神曲末拌炒）斤　甜冬术一兩　甘草炙五錢　赤白茯苓一兩（炒）　生葫芦巴一兩
炙黃芪一兩　紅棗肉和丸，米飲下

勞倦傷中，或寒或熱，兼之濕熱留戀，擬枳朮法加味

枳實炭一錢　麥芽（炒）一錢　通草八分　焦冬朮一錢　青蒿子一錢　赤苓三錢　飛滑石三錢
扁豆三錢　赤芍一錢　谷芽四錢

仍然寒熱，濕熱蘊蓄于表裡之間，宗仲景範圍和解少陽之樞

元

字

北沙参三錢 甘草五分 半夏二錢 罌粟殼一錢 淡芩一錢五分 茯苓二錢 赤苓三錢

通草一錢 茵陳二錢

宙 氏五

三陰同病 淋帶綿綿 溲溺暗傷 下虚則上實 故昏暈耳鳴 宜

和陽育陰

生地四錢 烏賊骨（醋炙）三錢 南杜仲三錢 白芍二錢 山茱三錢 白菊二錢 牡蠣（煅）生

天冬三錢 黄柏（鹽水炒）八分 沙苑三錢 蓮子八粒

荒 廿九 某

中脘撐痛 納穀作脹 木郁侮土 宜疏泄厥陰 宣通陽明

萸英五分 川楝子一錢 延胡一錢 青皮一錢 半夏二錢 赤苓三錢 新會皮一錢

山氏 五四

只实麸炒六分 川連姜汁炒八分 佛手六分

淋帯雖減而肝氣上逆不时作噯皆肝体不足肝用太过

仍宗汪訒菴乙癸同源佐入和氣降逆

生地砂仁末三分拌炒六钱 牡蠣煅四钱 烏賊骨醋炙三钱 山萸三钱 杜仲盐炒三钱 白芍二钱 鬱金八分

茯苓三钱 金橘餅二个

宙

任 十四

調养浹旬諸款皆減僅陰潮未復治責肝腎

製首烏四钱 生地五钱 白芍二钱 硃茯神三钱 硃麦冬三钱 元参二钱 女貞子三钱

石決明四钱 穭豆衣三钱 淡菜二只

月　氏四五

阴絡傷甚以束約忽然血崩急宜圖治

生地六錢　龜板三錢　川斷三錢　丹皮一錢　黑梔一錢　白芍錢半　當歸錢半　阿膠錢半

蒲黄炒　血餘灰七分　藕節二枚

元　洞氏二五

熱病三後胃陰受爍內熱不寐擬甘寒滋化法

北沙參三錢　麥冬錢半　石斛三錢　硃茯神三錢　生地三錢　知母錢半　玉竹錢半

秫米八分　青鹽半夏七分　花粉錢半　蔗皮三錢

宙

耳門隱痛經年以來耳中鳴響甚形有聲无莫如風火用

養血滋以熄風火

九　一川

製首烏五錢　生地四錢　穭豆皮三錢　羚羊角一錢　石決明四錢　蒺藜三錢

丹皮八分　桑葉一錢　白菊一錢　夏枯艸二錢

中虛氣陷肛痔墜痛更衣艱難宗内陷者舉之之义用東垣法

党參三錢米炒　黃芪三錢炙　甘艸八分炙　歸身一錢五分　陳皮一錢炒　冬朮一錢五分　升麻三分蜜炙

柴胡三分　荷蒂二個　柿餅一枚

地　初三

肺主周身氣化今溫邪郁于肺衛致氣机上逆宜肅降

南沙參三錢　杏仁三錢　蔞皮三錢　蘇子錢五　黑梔錢五　象貝錢五　生艸三分　桔梗三分

蘆根二尺　枇杷葉二片

元

老年脾胃陽虛足腫腹膨

焦朮 川朴 大腹皮 炮附子 赤苓 澤瀉三錢

除朮改加金匱腎氣丸三錢

吳 初

疝邪復發睾丸引少腹而痛寒熱交是作脈象弦數防其嘔

惡治以河間法

川楝子三錢 延胡錢半 青皮錢 葫蘆巴錢半 木香八分 赤苓三錢 茴香二錢

蘇梗錢半 荔支核二錢

黃 氏

天癸幾年不至三陰皆虛真水上泛腫由足起漸次散漫有

黄　初九

入腹之熏熏按之冰冷撥拒納少陰

生地（砂仁拌）三錢　澤瀉二錢　赤苓三錢（連皮切）二錢　山藥二錢　丹皮一錢半　萸肉（炙）三錢　牛膝七分（炒）二錢

車前一錢半　肉桂五分　附子（炮）三錢　薏米（另煎湯代水）

足腫已瘥天癸未至前方得效仍當進治　前方去薏米仁加生谷芽

荒

少腹撐痛嘔惡頻作治以苦辛酸法

川連（姜汁炒）三分　只實一錢半　烏梅一錢　川楝子二錢　茯苓三錢　史君子三錢　兵榔一錢

姜汁冲服

肝胃為難脘痛嘔惡吞酸与川連溫胆湯

川連姜汁炒 只殼一錢 磨冲 南鹽半夏一錢五分 赤苓三錢 甘草三分 新會皮八分

畢撥二分 竹茹姜汁炒一錢

月 十三黄仁

妊娠七旬 丙丁壽胎 拔述曾經小產 刻下腹痛 下見紅血示

諸攝氣血兩和

黨參二錢 川芎三分 歸身一錢 焦冬术一錢五分 炙草三分 生地一錢 砂仁一分研 三錢

生白芍一錢 條芩一錢 荷蒂一個

月 刻忙

頻頻小產 皆緣陰傷血熱 今臨孕三月 口渴嗜飲 宜壽胎寧血

生地四錢 歸身一錢 白芍一錢 子芩一錢五分 桑寄生三錢 川斷三錢 丹皮一錢

寅 十四陸十川

黑梔五分 元米一撮 蓮子八粒 荸薺三分

風陽擾胃兼惡阻

党參八分 川連三分 只實八分麩炒 石決明三錢 茯苓二錢 青鹽半夏一錢

廣皮三分 烏梅一錢 煨天麻三分 竹茹八分姜汁炒

日 十五

溫邪初起灼熱無汗治以開達

防風五分 豆卷三錢 連翹一錢 吉更八分 只殼八分 荊芥八分 黑梔五分

日 釋

南沙參二錢 葛根一錢煨 茅根三錢

溫熱旬日宜開泄

豆豉三钱 連乔钱半 桑叶八分 只壳八分 桔梗八分 薄荷八分 花粉钱半
大力子二钱 茅根半

元
王五
八

下痢紅凍，糞後带血，據述已經數載，不特脾胃交虛，而清
阳亦陷，日須消導，徒傷無益，暫進归脾湯

十八

正
正左冲手脉来虛細數，遺泄阴傷内熱，或时咽痛音低，
三阴究治
小生地四钱 北沙参钱半 石斛三钱 穭豆皮二钱 地骨皮二钱 怀菜三钱 女贞子钱半
茯神三钱 鷄子白一个

日 釋

風温薄于肺胃所以咽喉腫痛脈數身熱擬牛蒡解肌湯
發越邪机為主

枳實一钱 貝東錢 土貝錢 桔梗八分 甘草五分 元參錢 製蚕錢
黑梔三钱 淡豆豉錢 射干七分 竹叶卅片 芦根尺

地 刘一二

初夜温湿由口鼻吸入先傷肺胃身熱咳嗽舌白嘔惡宗
内經湿淫于内治以苦温佐以淡滲
豆卷三钱 赤苓三钱 杏仁三钱 川朴五分 滑石三钱 連翹三钱 蔻仁八分
通草五分 桔梗錢 竹茹 姜汁炒 茅根尺

地　十五

先喘後脹治在肺先脹後喘治在脾此古之要訓未必盡然
此症咳逆經年入夜足跗浮腫皆由根蒂大傷不主攝納議
進都氣倘理脾肺則與下焦不相涉也

熟地附子煎汁拌　枸杞　五味炒　牛膝炒　茯苓　澤瀉
沉香磨沖　坎炁　紫皮核桃

元

歸脾頻投但下痢紅膩糞後帶血一時不能遽已蓋歸脾僅
能補脾不能升陽益胃宗喻氏法
西黨元米拌炒　冬朮土炒　炙草　升麻蜜炙　木瓜　白芍土炒

日

地

五味炒炭　萸肉炒炭　穀芽　荷蒂

濕温發斑隱約未達舌白微黄灼熱無汗擬達原飲合辛涼透達

厚朴　豆卷　連翹　蔻仁　桔梗　杏仁　檳榔　枳實

葛根　茅根　改去蔻朴加荊芥穗　防風

風温襲肺咳嗽兩月陰傷夜劇肺為嬌臟不容緩圖

南沙　桑皮　杏仁　橘紅　象貝　蛤殼　苡仁　冬瓜子

馬兜鈴　桑叶　枇杷叶

日

惡中夾邪先導邪机

南沙 黑梔 白菊 桑叶 杏仁 只壳 連翹 芽皮

桔梗 枇杷叶 蔗皮

日

体質素荏湿邪乘凑於痛多熱首宜辛凉開肺

惡实 桑叶 南參 象贝 連翹 只壳 桃皮 花粉

茅根

日

汗收斑痕已化表熱不減第右脉尚帶數象嗌乾溺赤涩

宜清泄肺胃

荒　地　地

南〻　桑皮　吉更　杏仁　连翘　贝母　象贝

黑梔　飛滑石　枇杷叶　蔗皮

平昔抑欝肝氣不宣腸胱攻痛閙怵淡笑亦却病之道也

川連(呉萸汁炒)　川楝子　沉香(摩冲)　白芍　茯苓　半夏　橘红(上出)

白残花　佛手

宿喘復發与以摄纳

熟地(附子鹽汁炒)　萸肉(炒)　懐菜　枸杞　麦冬　牛膝(上出)　赤苓　坎炁

实喘治肺虚喘治腎久患喘咳屢發屢痊〻喜来卟难秀杭

以上欬斜泛虚喘之例 前方加五味炭 紫石英 熟附子 熟地炭

虚喘咳嗆当折納少阴

熟地附子煎汁拌 枸杞 五味三分 牛膝三分 茯苓 沉香 麦冬

紫石英 坎炁

元

湿热因鬱熏蒸為黄

紫朴 只实 穀芽 黄芩 甘草 黑栀 茵陈 神曲

赤苓 荷梗

日

体质孱弱温邪乘凑经曰最虚之处便是容邪之地益如此

也擬柴葛解肌湯

柴胡 連翹 防風 葛根 只殼 吉梗 花粉 杏仁

茆根

寒湿襲于厥陰畢丸墜脹受病于肝見症於腎宜疏道湿通

川楝子三 橘核五 胡芦巴五 青皮上 独活五 蝉尾五 茴香三分

桂枝七分 丹参五 六一散三須包 狗橘梨一枚炙上炭研冲服

喘嗽有年以動散武氣逆益甚面色黧黑種種見症都屬厥

少虛治法仍宜前方參以清化上焦熱痰

戾

地

熟地（海浮石拌） 五味（同打） 牛膝 北沙 麦冬 萸皮 橘紅

青盐半夏 赤苓 雪羹

宇

分痔未能向痊不虞它患继发宿瘧復萌顯露一斑

北參 丹皮 鱉甲 首烏 花粉 青蒿 黑梔 蔗皮

佩蘭叶

黄

任脉失擔任之權崇不經年不必近日肢腹浮腫治宜折衲

填補

生地（牡蛎末拌） 龜板 白芍 川斷 烏賊骨 杜仲（乚炒）

荒

赤苓(連皮) 阿膠(蒲黃拌炒) 石斛 藕節

脘脹而痛，間作嘈雜，時覺口渴作酸，肝邪犯胃，宗丹溪苦辛宣解

川連四分(吳萸一分煎汁拌炒) 白芍錢半 青鹽半夏錢半 茯苓三錢 新會皮一錢 不下

延胡八分 石斛三錢 佛手柑八分 蘇梗(姜汁炒)四分

元

複診 中便溏半月，腸鳴溺少，亦是濕證也，擬以分利和中

滑石 通草 赤苓 葛根(煨) 只殼 神曲 麦芽 桔梗

浚苓(炒) 荷蒂梗 車前草

元

少腹脹痛甚于痛平日便溏瘕逆此發驚溏精爲星冀
由是可驗乎厥陰之氣滯議與疎之泄之
川楝子　青皮　沉香　烏藥　赤苓　小茴香　蘇梗
木香　荷梗

餘邪稽留再宜清理肺胃

日

南參　杏仁　橘紅　蔞皮　貝母　黑梔　苡米　蘇子
冬瓜子　枇杷叶　芦根
精濁傷陰陰傷內熱脉虛神倦

荒

日

生地五钱 知母一钱 芡实三钱 龟甲半 黄柏一钱 金樱子三钱 石斛三钱

茯苓三钱 牡蛎煅 生淡菜三钱

少腹攻痛不拘一处宜疏厥阴

川楝子 四制香附 青皮 乌药 沉香 木香 苏梗

佛手 桔梗

操持劳碌感受温邪留恋不化舌白身热脘闷溲黄神倦肢

懒处方调中彻热

藿梗 只壳 连翘 神曲 黑栀 赤苓 厚朴 淡芩

花粉　荷梗　佩蘭叶

黃　五旬外年氣血兩虧營衛不和一身節骱皆痛

党参　生地炒　白芍炒　川芎　茯苓　川斛　炙草　当歸

杜仲炒　狗脊　桑枝炒

元　詢知三妻以來每逢勞倦便覺入暮發熱急為圖治不爾恐

有虛損之憂

北參　麦冬　原地　龜甲　川斛　知母　茯神　扁豆

穭豆衣　淡菜

日

温熱內蘊身熱有汗脾痺作惡擬与清徹

滑石　通草　赤苓　豆卷　只殼　連翹　黑梔　吉梗

蒲叶　芦根　茆根

月

血漏延久陰液漸衰時常內熱少腹結癥急宜固以

生地　香附製　龜板　荊芥炒黑　丹皮　阿膠蒲黃炒　白芍

髮灰　黑梔　川斷　歸身　藕節

宙

節骱疼痛按前方減藥時或少寐前方中參以棗仁湯

生地炒　白芍酒　川芎　茯苓　川斛　炙草　歸身

杜仲(炒) 知母(乳) 棗仁(炒) 大小麻(仁)(乳炒) 狗脊(熬湯)

脘痛胸痞內熱溺黃勞倦傷脾食滯氣蘊二陳合正氣

半夏 赤苓 廣皮 藿梗 蘇梗 神曲 腹皮 甘草

桔梗 川朴(姜汁) 荷梗

風傷皮毛熱傷血脈肺氣蘊鬱洒洒惡寒脈浮滑而大咳嗽

痰腥帶血防成內癰

桔梗 苡仁 甘草 大貝 冬瓜子 黑梔 杏仁

桑皮 射干 蘆根 枇杷葉(去毛)

黃

地

黄

勞倦傷脾飲食減少四肢乏力先以只朮法

只殼麸炒 白朮土炒 神麯 藿梗 扁豆 麥芽 厚朴

木瓜 蘭叶 荷梗

黄

又丸方

党參元米炒 四兩 冬朮陳壁土炒 二兩 茯苓人乳蒸晒 二兩 甘草炙 五 厚仲鹽水炒 二兩

麥冬 一兩 熟地砂仁蒸晒 四兩 嫩芪蜜炙 二兩 澤瀉鹽水炒 一兩 神麯打糊丸每服三錢

日

辛苦耕耘濕熱外侵飲食內蘊形寒身熱脘痞腸鳴七日

未表表熱雖輕內熱尚熾宗景岳大和中飲加減

川朴 只实麸炒 六曲 砂仁 泽泻 陈皮 黑栀 赤苓

苏梗 荷梗叶多

宇

温瘧日至先寒后热和解表里

柴胡 生草 防风 只壳 淡苓 神曲 半夏 薄荷

赤苓 荷叶

地

櫛風沐雨邪蕴肺家以致咳喘身热擬经方去实法

苏梗 只壳 杏仁 桑叶 前胡 鬱金 吉更 连乔

芦根 枇杷叶

宇

经漏二月阴泄大伤无以贯串脉络之肢痿弱乏力至于寒热间作乃温邪乘隙而侵留于少阳仲景定例先理新邪

北参　柴胡　淡芩　青盐半夏　生草　薄荷　防风

只壳　花粉　桔梗　姜　枣

黄

寒热已止四肢经络牵掣而痛妨于步武宜凉血养血和营卫

生地　丹皮　黑栀　丹参　白芍　归身　木瓜

川断　蚕砂　狗脊　桑枝

黄

不但寒熱已止四肢節骱痠痛（酸楚）亦鬆新邪已撤營衛尚未浹洽

生地　白芍　歸身　木瓜　川斷　蚕砂　狗脊　茯苓

桑枝

地

身熱咳吐臭痰是肺癰重症擬桔梗湯

桔梗三　馬兜鈴一　生草　射干八分　苡米四　蔞皮三　杏仁三打

冬瓜子四　大貝三　前胡一半　芦根　枇杷叶

元

清濁混淆腹痛腸鳴泄瀉心中嘈嘔擬和中辟穢

月

藿梗　只壳　赤苓　神曲　小朴　大腹皮　半夏

通草　荷梗

操勞神疲更兼天癸五旬不至見症外為嘔噦內為心悸的然惡阻擬安胃散加味

北參　只壳　茯苓　藿梗　川斛　烏梅　川連姜汁炒

青鹽半夏　伏龍肝　竹茹姜汁炒　井水煎服

宇

間日寒熱診脈弦數此溫瘧也宜和解之

薄荷　防風　只壳　半夏　甘草　黃芩　柴胡

花粉 姜 枣

日

温邪蕴于少陽

柴胡 陳芩 半夏 生草 防风 枳實 花粉

神麯 姜 棗

元

傷暑挾積互傷脾胃忽然霍乱不慎口腹復覺霍乱而

且胸悶舌白粘膩方宜垂戒与以米飲如援刀搖

豆豉 黑栀 小朴 枳殼 焦麯 藿梗 赤苓

檳榔 六一散 大腹皮 半夏麯 桔梗

元

暑熱夾食傷于脾土腸鳴便泄無度不飢不納脈可經
擬葛根芩連湯加味
煨葛 淡芩 川連 生草 銀花 只殼 赤苓
焦查 通草 一元散荷葉包 荷梗

荒

腹中癥塊忽上忽下歷年既久難以速拔從厥陰推求
川楝三錢 米炒 附姜製 三錢 義杞醋炒 三稜醋炒 延胡 三錢 茯苓 炒
青皮 一錢 北參 米炒 於覆菊 絳 鱉甲煎丸十粒

月

去秋產後繼以瘍膿傷血並傷診脈合色互夜以

地

日

耒阳浮發熱下午尤甚順頰腫痛

羚羊角　洋参　元参　石决明　麦冬　大貝　生地

め瑜　川斛　淡芯

暑風侵肺咳逆擬難苦微辛法

杏仁　前胡　吉更　象貝　通艸　黑梔　豆卷

桑叶　鷄苏散　枇杷叶

曾有咳嗽肺氣已虛是風乘入空之熱間作經白

邪之所湊其氣必虛正為此也宗仲景先理新邪

宇

又治宿病

柴胡 半夏 神曲 黄芩 花粉 赤苓 生草

滑石 只壳 姜 枣 荷叶

寒热而番而且嘔吐宜從少阳々明合病例

柴胡 淡芩 薄荷 生艸 只壳 半夏 建曲

小朴姜汁炒 姜 枣

黄

素病未曾復元適值農務濕邪下受胕腫腹膨囊

為水症謹宗仲景例 逐太阳用五苓散意

宇

日

桂枝三分 猪苓三錢 茯苓三錢 澤瀉錢半 焦朮一錢

海金砂三錢 滑石三錢 桑枝一尺

參照投平，穩痞亦覺暢茂，係脾胃之虛的然，尚宜

前方去取

紫朴 薄荷 焦朮 淡芩 只殼 川朴 薑

半夏 甘草 赤苓 青皮 姜棗 荷梗

胸脘滿悶，腹痛腸澼，暑濕內侵，三焦氣機不得

宣暢自如，擬和中分利法

元

一元散　赤芍　通草　木通　神曲　厚朴
只壳　陈皮　荷梗　荷蒂
是風蘊鬱蓄之口腹不慎遂咳嗽身熱面浮
足腫脈數擬与泄邪和中
鳴苏散　南参　杏仁　連翹　只壳　神曲
豆卷　麦芽　冬瓜皮　赤苓　防風　荷梗
暑食交傷脾土腸鳴寫了熱兼霍亂之勢者宜
和中清暑

川朴　廣皮三分　藿香　只殼　赤苓　半夏

六曲　六一散　豆豉　荷梗

久嗽晨重肺胃陰傷痰火用事

蛤殼　紫菀　杏仁　北參　苡仁　橘紅

大貝　蔞皮

地

平素抑欝脾虛肝僭從中挾悶錯雜不宗仲

景辛斡旋乎陽

荒

薤白上下　蔞皮　半夏　赤苓　只殼　桂枝

荒

川朴八分 鬱金一钱 白蔻五匙

照前方 加木瓜一钱 焦术一钱 佛手八分 诸恙不减 惟纳物不觉脘闷

辛滑通阳 胸痹渐畅 所嫌精神疲靡 右关脉弱 时值土旺 重调脾胃

西潞党三钱 云苓三钱 於术生 八分 扁豆三钱 廣皮白一钱 怀茉三钱

炙草八分 川斛三钱 谷芽生熟 三钱 各闵叶八分 荷蒂一枚

地

精涸未全愈 际此三伏 则气亦生阳浮發 直下午尤甚 咳嗽 尚宜育阴和阳

生地 龟甲 知母 黄柏 茯神 麦冬 洋参

白芍 石斛 石决明 枇杷叶露

地

劳役触受暑风由口鼻而入先干肺金咳嗽喘促身热舌白微辛苦淡渗

南参 杏仁 鸡苏散 桑叶 连翘 通草

黑栀 大贝 郁金 枇杷叶 芦根

地

咳嗽喘逆肺胃暑热未撤再以清肃

南参 杏仁 通草 黑栀 大贝 桑皮

元

又方

冬瓜子　射干　兜鈴　蘆根　西瓜翠

蔞皮　川貝　蛤殼　兜鈴　射干　苡仁

冬瓜子　甘草　杏仁　瓜翠　枇杷露

先患腹痛繼而復脹腸鳴便泄漸次面加浮乃

脾虛肝木乘之及觸受暑濕所致宜兼調之

焦朮　厚朴　只殼　藿梗　腹皮　焦曲

茯苓　半夏　木香　荷梗　玫瑰花

黃

寒熱雖已而後痞尚未舒展內熱足腫中虛濕邪

洋溢擲若散加減

焦朮 赤苓 猪苓 澤瀉 腹皮 藿梗

厚朴 冬瓜子 谷芽 蘭葉 荷梗

暑熱傷于衛分發熱形寒或往或來有類瘧之

機宜和中和解

日

小朴 只殼 赤苓 淡芩 薄荷 柴胡 半夏

防風 甘草 焦茹 荷葉

日

暑濕挾積投以和中清暑之繞悶揚鳴舌給身熱減而不已仍

宜三焦分化
大一散　赤苓　藿梗　青皮　厚朴　杏仁　半夏
只实　木瓜　佩蘭　荷梗

日
暑熱有濕餘皆不化挾之暑邪侍升仍宜和解泄邪
青蒿　半夏　花粉　淡芩　通草　赤苓　桔梗　雞蘇散
生熟谷芽　荷叶　姜炒米

元
暑濕之邪深入腸胃阻遏氣机胸痞不寬腸鳴泄瀉
藿梗　小朴　只壳　神曲　青皮　赤苓　通草

大腹皮　荷梗　七分併

黄　年交壯歲肝腎陽虛痛由腎俞而起直行膝踝足冷如冰小
張歲屢用溫通法　臣因小便不通一元散三
懷膝三　鹿角霜五　附子炒　丹參三　歸尾五　桂木七卜　木瓜不卜
萆薢三　川斷三　杜仲五三　核桃二个　桑枝[illegible]一尺

荒　育仍中寓疏肝
生地砂仁拌炒　貞子朱　刺蒺三　青皮　延胡五　川楝子三
大貝五　昆布三　牡蠣水　橘葉十二片

日

暑熱留戀少阳寒熱仍宜和解兼以宣通

柴胡　滑石　赤苓　通草　米仁　生草　花粉　防風

地

沙参　荷梗　蘭叶

咳嗽半月入夜寒熱由肺氣虚暑熱乘凑暂与辛凉泄滲

南参　杏仁　象贝　桑皮　雞蘇散　連翘　枳壳　通草

花粉　荷叶

地

肺主皮毛暑風由入咳嗽身熱主以宣泄

雞蘇散　枳壳　桔梗　大貝　連翘　桑叶　杏仁

豆卷　枇杷叶

暑熱發痧疹如隱如現身熱舌紅脉數便泄撇以輕辛透達

日

青蒿　連翹　黑梔　薄荷　惡實　桔梗　一元散　荷葉

葛根　茆根

地

身熱已退咳嗽未平右脉數滑已減什七再以清肅

桑皮　川貝　蛤壳　射干　馬兜鈴　甘草　苡仁

冬瓜子　光杏仁　枇杷露　西瓜翠

地

暑熱之邪傷於氣分咳嗽脘中極滿發熱得汗不化宗泄中

上二焦
豆豉 桔梗 連翘 只壳 杏仁 鬱金 神曲 鷄苏散
小朴 枇杷叶

元
暑瘧間日而作，寒少熱多，舌苔白膩，挾濕之症
柴胡 只壳 小朴姜汁炒 一元散 防風 薄荷 茯苓 半夏
甘草 姜 枣 荷叶

日
身熱如燎，腹膨便泄，暑濕夾滯，孩提之童不可忽視
青蒿 薄荷 只壳 連翘 豆卷 茯苓 南楂 麦芽

宇

又一散 大腹皮 枇杷葉 藿梗

暑熱帶於表裏之間發為間日寒熱用宜達邪

雞蘇散 豆卷 連翹 桔梗 淡芩 杏仁 通艸 桑叶

荷叶

元

暑濕侵襲腸鳴便泄擬平胃合五苓散

焦朮 小朴 生艸 廣皮 赤苓 豬苓 澤瀉

神曲 木香煨 大腹皮 藿梗

日

勞役胃弱泄邪為急

元

日

豆豉 黑梔 連翹 通草 赤苓 薄荷 杏仁 桔梗

一元散 荷葉

强止瘧邪机抑而不揚腹痛滯下宗嘉言逆流挽舟法

北參 薄荷 川芎 桔梗 只殼 甘草 赤苓 前柴胡

羌獨活各 荷蒂 陳米湯代水

暑濕未盡還宜和中清暑

藿梗 赤苓 只殼 通草 小朴 橘紅 六一散

大腹皮 荷梗

日　元　黄

水穀内蒸之湿与时令暑湿相互為患發熱目黄舌紅少苔
先清氣分暑湿俟熱清再商清养
青蒿　白薇　連翹　南沙　黑梔　赤苓　花粉　通艸
一元散　荷叶

暑湿直入中下二焦腸鳴洞泄擬与胃苓湯

脾虛不能防水致足腫微甚腹中脹悶以培土運中分化湿
熱
小朴　赤苓　焦术　木瓜　苡仁　只壳　茵陳

元

木香 大腹皮 冬瓜皮

痎瘧半載漸覺嚴重刻下診脉象色舌苔白厚身熱如灼此是暑濕傷氣

豆豉 連翹 桔梗 防風 焦曲 小朴 杏仁 只殼

鷄蘇散 荷叶

宇

寒熱間作頭身俱痛暑熱之邪釀成痎瘧和解泄邪

柴胡 淡芩 花粉 半夏 赤苓 豆卷 小朴 一元散

荷叶

宙

急怒後肝阳鴟張乘脾則脹逆頂刺痛畏日羞明背寒患也

桑叶 丹皮 鈎〻 菊花 黑栀 沙参 一元散

石决明 蔓荆子 夏枯草 荷叶边

日

清理氣分暑湿

桔梗 杏仁 象贝 滑石 豆卷 通草 苓皮 桑叶

西瓜翠 枇杷葉 芦根

日

痧脹之後暑湿未盡身熱如烙舌白如粉齒疎中空燃以望〻

汗出如漿

川朴 只壳 吉梗 神曲 杏仁 豆卷 鷄苏散

通草 荷叶边

日

暑熱挟湿挟積証見身熱少汗舌白腹膨便溏宜発表和裡

薄荷 連翹 只壳 豆卷 防风 神曲 吉更 淡芩

六一散 荷叶

宙

煩劳风阳忽升忽降頭痛目腫宜苦降辛泄佐潜

胆草 黑栀 淡芩 桑叶 丹皮 生地 白菊 釣〻

夏枯草 苦丁茶

日

叢熱旬日時寒時汗邪机尚不能透達仿河間宣洩

豆卷　連翹　只殼　杏仁　薄荷　神曲　青皮　川朴

通草　荷叶

今春失血正氣大虛茲以外感致令暑邪乘侵舌白厚膩々

熱交作咳嗽胸下痞悶先以輕劑

地

桑叶　蔞皮　鬱金　蘇子　連喬　杏仁　只殼　豆卷

雞蘇散　杷叶

元

暑濕為患外則身熱內則便痢擬黃芩湯合和中清暑

淡芩 麦冬 葛根煨 赤芍 神曲 連翹 生草 只壳
豆卷 桔梗 荷叶

日 便痢已止小便甚少究热自作暑湿之邪總不能速解宜和
解分化主之

淡芩 只壳 連翹 米仁 青蒿 甘草 赤苓 桔梗
麦芽 通草 一元散 佩蘭叶 荷蒂 鮮稻叶

元 暑湿挟積交傷脾土肉食便泄倘能戒慎口腹則病可驟期
而愈

荒

厚朴 葛根煨 赤苓 藿香梗 神曲 只壳 六一散
大腹皮 七香餅 荷梗蒂
腹痛嘔惡纤胃和乘飢霍乱也
只壳 半夏 赤苓 青皮 蘇梗 廣皮白 川楝子 木香
烏藥 六一散 荷梗

日

暑湿深入臟腑上嘔下泄表熱火汗宜和中清暑
藿梗 赤苓 通草 只壳 澤瀉 連翹 石斛 薄荷
六一散 荷梗蒂

黄、日

劳倦脾傷挟襍暑湿致舌苔身熱面有黄色の作不勤撇平胃
散合五氣天水增損
製朴　小朴　廣皮　生草　滑石　赤苓　藿梗　腹皮
半夏　荷梗叶

黄、

劳倦脾傷感受暑湿土不勝水湿邪横趋脉絡四肢浮腫前、
方参入五皮飲
苍朮　小朴　大腹皮　草節　藿梗　赤苓　姜皮
冬瓜皮　五茄皮　荷梗

日

荒

恨方 製朮一錢 廣安鹽炒二錢 茵陳一錢 小朴八分 生草二分 黨參一錢

木瓜二錢 杜仲鹽炒一錢 焦朮一錢 神曲一錢 茯苓一錢 棗肉和丸

脾胃暑濕留戀便溏肌腫稍嗽瘧作小恙

焦朮 赤苓 扁豆 穀芽 神曲 青蒿 廣安 六一散

佩蘭葉 荷蒂梗

胸脘舒結腸鳴妙故脾腎交虛肝邪放逸

焦朮 廣安鹽炒 白芍土炒 生地沉香末拌炒 阿膠 川斷 小朴

全當歸 川楝子 青蔥管 新絳屑 旋覆花絹包

日

始而腹痛繼而寒熱舌苔白膩是濕之邪蘊于三焦當以宣達

豆豉　連翹　只殼　杏仁　神曲　小朴　青皮　通草

六一散　荷叶邊

日

少陽為清淨之腑其出其入司半表半裡是濕熱居于此發

為間日寒熱仲景和解少陽常以為主劑之藥今宗其意參

入河間廓清三焦

荒

柴胡　甘草　淡芩　小朴　半夏　赤苓　一元散　荷叶

操持勞碌陽火有升無降咽喉痹痛哽噎津脫上泛類了吐

涎弱脉脫然全在凝心靜養佐以藥餌

羚羊角 元參 鮮生地 甘草 黑梔 蛤殼 知母

牛膝炭 蘇子 捲心竹叶

日

稚齡感受暑熱初起失治邪機內侵腹痛腸澼擬苦味堅陰

化熱

川連 只殼 淡芩 焦查 赤芍 木香 歸尾

一元散 荷梗 謝共花

日

痢回太早肺胃之邪揚而復抑發熱日甚右脉滑數姑擬一方

甘

地

以望得汗

鸡苏散 桑叶 连翘 桔梗 花粉 草节 大力子

黑栀 防风 芦根 枇杷叶

湿痢初起发热少汗口渴时饮腹痛并作暑湿食滞挟解肌

和中

柴胡 葛根 苍术 只壳 槟榔 赤芍 大腹 川连

一元散 荷蒂 梗 银花

形寒身热咳嗽肠鸣此皆风邪袭肺暑湿搏中用泄邪和中

南參 只壳 川朴 神曲 通草 象貝 前胡 連翹

鷄蘇散 荷叶 枇杷叶

三陰大瘧玄參祖今瘧愈正受邪戕加以溽暑混擾有水腫

之漸治以培土為主佐以分化濕暑

宇

赤苓連皮 冬瓜皮 大腹皮 扁豆 焦朮 通草 神曲

一元散 木瓜 稻叶 荷叶

診脈左關弦右關弱肝作不足肝用太過便血糞堅腹中瘕

荒

痛動躍如梭進養陰降肝之劑已收小效惟飲食不旺前中方

参以鼓舞胃氣

鮮地　生地　麦冬　川斛　阿膠　沉香　白芍　北参

天冬　荷叶包粳米煎湯代水

地

積因勞煩咳嗽結甚痰中帶血慎之

北沙参　百合三钱　麦冬二钱　蛤壳五钱　扁豆三　杏仁三　橘白八分　萬皮三

川斛三　知母二钱　枇杷露一两

荒

嫠居抑鬱時常悲哭胸脘鬱悶天癸不行此禁勞憂所致宗内經

木鬱達之用逍遙散

日

壯熱微寒舌苔積粉胸脘痞悶便泄溲赤一派是濕熱蒸于氣

今擬枇杷葉散加減

川朴　紫蘇　只殼炒　雞蘇散　[illegible]青皮　連翹　藿梗

赤苓　通草　杏仁　荷叶　枇杷叶　芦根

日

便泄腹脹內熱是濕蘊滯治以和中分解

麥芽人乳拌炒　只殼　連翹　大腹皮　赤苓　青蒿　神曲

六一散　黑山梔　豆卷　荷叶　八菜露

問切之下腹中脹滿已解胕腫未平內經謂濕腫滿皆屬

日

於脾又曰治濕不利小便非其治也

焦朮 赤苓 猪苓 厚朴 木瓜 澤瀉 牛膝 廣皮

茵陳 生熟谷芽

又丸方

焦朮三兩 廣皮二兩 杜仲二兩 茅朮二兩 甘艸一兩 針砂醋煅一兩

川朴一兩 赤苓三兩 木瓜二兩 牛膝一兩 紅棗肉和丸

妊八月身熱少汗氣從脘痛脈大鼓指此是濕蘊于上中二焦有觸動胎元之象不可不視與宣泄三焦苦辛開降

鷄苏散 杏仁 茯皮 只壳 桔梗 苏梗 連翹 黑栀

白芍 川連姜汁 通草 荷梗 枇杷叶

日

暑溼挟積發熱少汗嘔噁便泄擬和胃泄邪法

赤苓 六一散 杏仁 連翹 豆卷 藿梗 只壳

其也 通草 荷梗叶

日

暑濕瀰漫身熱形寒胸脘痞悶睪丸墜痛宜達邪調中

豆豉 只壳 神曲 黑栀 桔梗 連翹 川朴

鷄苏散 川楝子 豆卷 荷梗 荔枝核

元

久痢傷脾近感暑熱下痢益甚擬仲景法

煨葛根　生草　川連　茯苓　銀花　只殼　白芍

黄芩　黄柏　荷蒂　陳米

地

素有喘咳肺氣本虛暑熱涼侵喘咳愈甚卧難着枕擬輕

可去實法

南參　杏仁　連翹　鷄蘇散　象貝　黑梔　蔞皮

橘紅七分　桑叶　枇杷叶　芦笋

宙

膚腫一載中土衰微迩日濕暑涼侵故發熱　如瘧浮腫益甚

豆卷　连翘　六一散　廣皮　扁豆皮　白朮　赤苓
冬瓜皮　桔梗　枇杷葉

元
投培土清暑之劑諸恙較平業向致状仍宗前議再能安逸
庶免卧患

焦朮　赤苓連皮　扁豆　木瓜　廣皮赤ワ　冬瓜皮　一元散
生熟谷芽　佩蘭叶　荷梗

日
暑氣夾濕蒸痰蒙疹去苔白膩身熱、脈輕小之恙、
薄荷　连翘　杏仁　桔梗　大貝　南沙　黑栀

元

日

大力子　六一散　茅根　芦根

洞泄兩月加以發熱脉數神氣呆鈍姑議分化泄邪

六一散　赤苓　通草　大腹皮　澤瀉　桔梗　連翹

青蒿　七乐餅　荷葉　西瓜翠

上嘔下泄脾胃全病身熱脉數暑濕熱邪蘊鬱中宫撤和

胃調中分泄邪机

藿梗　川連薑汁炒　只壳　神曲　連翹　薄荷　滑石

六一散　杏仁　竹茹薑汁炒　荷葉

日

伏邪夾積身熱形寒胸痞腹鳴便溏當以泄邪調中

豆卷　只殼　連翹　藿梗　黑梔　神曲　川朴　麥芽

六一散　防風　荷葉邊　桔梗

地

暑熱侵於肺胃咳嗽咽痛身熱如炙痧發未遍當以開提

連翹　荊芥　防風　大力子　蟬衣　生草　桔梗

薄荷　黑梔　茅根　浮萍

日

暑濕伏邪身熱如焚舌苔胸悶腸鳴便泄日餌補劑蘊抑

邪機宜乎加劇矣

藿梗　六一散　神曲　連翹　只殼　川朴　桔梗
赤苓　荷梗

日

暑濕熱邪外為發熱內為便泄治宜散表和中
桔梗　防風　薄荷　只殼　連翹　六一散　淡芩
南沙參　葛根煨　麦芽　荷蒂

日

暑濕之邪濕處三焦形寒身熱舌苔白厚胸悶不飢乃邪深
入經隧大腿外臃腫痛誠恐釀膿急宜疏邪和絡
豆卷　六一散　連翹　川牛膝　防己　木瓜　只殼

丹参　歸尾　羌活　萆薢　桑枝　荷叶

元

洞泄已五旬脾陽失運也能食不能化胃强脾弱也附貫蒸熱正虚邪戀由種種病情皆病之末待宗東垣升脾降胃法

煨葛根八分　煨木香三分　赤苓錢　北沙參米炒　生艸八分　生於术

元

生神曲錢　只殼八分　焦麥芽錢　青蒿子八分　連翹錢　荷蒂　末豆

痢疾古稱滯下此滯字能傳滯食積之說乃是濕蘊過腸胃所以肛門頻頻墜痛今雖小愈邪机尚未清徹且烟客中

元

日

再治法前方參以培脾

葛根(煨)一錢 川連(酒炒)三分 淡芩(酒炒)一錢 甘草五分 白芍(土炒)一錢 木香(煨)五分

焦朮一錢 只殼八分 淮藥(土炒)一錢 生穀芽(包)一錢 荷葉蒂三個

痢由肝氣 宗丹溪法

川連(吳萸炒)三分 白芍(土炒)一錢 木香(煨)八分 茯苓一錢 只殼八分 生穀芽(包)一錢

蔣

暑濕甚形之氣由上焦而侵中下形寒身熱舌白口渴脘痞

便艱擬辛涼淡滲合法

宙

桔梗 杏仁 豆卷 连翘 黑栀 只壳 通艸

蒡子 一元散 荷叶

肝阳贲腾为胀逆顶为痛兼之暑邪窃发

製香附 只壳 钩钩 白芍 新会皮 桑叶 石决明

赤芍 丹皮 穭豆皮 藕

黄

脾虚失运纳作胀不为堤防加以受序时湿濁腫由足起渐于中上若不急图日渐猖狂难治

茅术 川朴 滑石 腹皮 赤苓 冬瓜皮 木瓜

字

大腹皮 荷梗

暑邪蘊于半表半裏之間間日而作先白脉結而散

柴胡 半夏 黃芩 只殼 薄荷 一元散 姜枣

日

據述自五月而起中氣戕殘加以衝暑冒之之便覺身熱胸痞腸鳴便泄擬与和中泄邪

神曲 連翹 通草 赤苓 只殼 桔梗 川朴 六一散

豆豉 荷叶

字

暑邪深襲突变三日而作邪既入陰一时最难透達擬方

岳木賊煎

木賊艸八分 兵榔 青皮 厚朴七分 半夏 茅蒼朮五 威靈仙五

生卄分 只 花粉五 青皮八分 姜棗

方後加陳皮 首烏 半夏 姜汁 河井水煎

素常脾虛肝勝腹中雷鳴邇來是濕客于中宮更增泄瀉議

與培土瀉木兼以分化

焦茅朮 茯苓 川楝子 木瓜 白芍土炒 生熟谷芽

一元散 藿梗 神曲 川朴 荷蒂

元

潛熄內風兼培土以禦木

製首烏　鱉甲　牡蠣　石決明　桂支　白芍

伏邪三候形寒身熱頭昏口渴惡心脘痞腹痛便泄邪薄三焦手指牽引肝風內煽勢防痙厥昏閉擬河間分解法不效再仍為幸

羚羊角　鉤〻　加分解三焦藥

風邪久薄於腦

辛夷八分　白芷五分　蒼耳一錢　荊芥一錢　防風八分　蘇蘇一錢

喉啞

桔梗 才沙參 才川芎 卞 甘菊 以才

金实無聲

苏梗 前胡 杏仁 桔梗 桑叶 荆芥 防风 苡仁

冬瓜子 芦笋 枇杷叶

經閉 与四烏湯加味

中生地 赤芍 歸身 川芎 烏藥 製香附

延胡 桃仁 莪朮 引月季花

半邊身麻頭昏面色浮萎濕濁瀰漫不化

前方一帖

川朴（姜汁）五分 草果仁一錢 大腹皮一錢半 茅朮八分 砂仁殼七分 焦六曲三錢
澤瀉一錢半 赤猪苓各三錢 葛根錢半 藿梗一錢半 萆薢三錢 陳香元皮一錢 荷梗一尺

汗泄患頗輕減尚舌白其心暑濕濁邪尚未盡化還宜廓
清三焦

青蒿一錢 白薇一錢半 連翹一錢半 川朴（姜汁）八分 蟬衣一錢半 廣皮一錢
杏仁（去皮尖）三錢 赤苓三錢 益元散（包煎）三錢 通草一錢 大腹皮一錢半 桑葉一錢
荷梗一尺 六月廿八日 二帖

便血數年與東垣方

補中益氣湯加血餘灰 地榆炭 赤石脂三錢 姜 紅棗
身熱、夢汗、口眼牽動，防風痙厥
羚羊角先煎 甘菊 鉤鉤後入 川貝去心 黑山梔 連翹 白薇
薄荷 花粉 赤芍 乙薇 丹桂枝

腹痛泄瀉頗減，脇背痠痛，擬前方參理下焦法
川朴八分薑汁炒 茯苓三錢 豬炒米皮三錢 蘇梗三錢 青皮八分 製香附三錢
大腹皮三錢 萆薢三錢 川斷鹽水炒三錢 防已三錢 杜仲鹽水炒三錢 狗脊鹽水炒三錢
荷梗一尺 六月廿九日 二診

腰背痠痛

桂枝 川斷 防已 狗脊 生杜仲 秦艽 苡仁

川萆薢 川牛七 桑枝

痔血便血

北沙參 麥冬 采叶 製半夏 地榆炭 血餘炭

元參 溼丹皮 廣皮 藕節

食入哽逆 勞戕閉膈重症

六君子湯加川連 枳實 炮姜 吳萸 紅棗

午後形寒身熱夜半方解擬陽旦法

桂枝　白芍　生草　茯苓　黃芩　姜紅棗

肢節腫痛勢成歷節

羌獨活　秦艽　防風　防己　苡仁　川芎　川斷炒

歸身炒　松節　桑枝炒

嘔吐痰涎宜與滌飲

苓桂朮甘合二陳　引姜汁

驚厥

陈胆星 半夏 川贝 钩丁 天竺黄 广皮 防风

杏仁 羚羊角（镑先煎） 蝎尾（甘草汤洗焙） 郁金 茯神 天虫

天麻 薄荷 菖蒲 竹沥三钱 牛黄丸

通阳泄浊

薤白三钱 瓜蒌皮三钱 郁金一钱 旋覆花（绢包）三钱 代赭石（姜汁煅研） 苏子一钱五分

细川连（姜汁炒）三分 淡干姜三分 只实一钱 茯苓三钱 制半夏一钱

橘红（盐水炒）一钱 枇杷叶（刷毛水洗炙）二片 又同上方

喉间如梗与四七汤

老蘇梗 小朴姜汁 製半夏 廣皮 茯苓 薑皮 青皮
昆布 海浮石

虛痢兩月未經服藥腹痛陽重先宗逆擾 葉未録

下痢進兜濇之劑脘腹脹悶陽重擬和中宣滯絡 葉未録

經來脘腹脹痛擬調血中之氣 苦辛葉未録

血虛疠痛擬調血中氣滯

補中益氣湯加熟地 青皮 香附 以薑棗

咳嗽腿痠乏力經家歷來為病

二陳湯 葦莖湯 南沙參 葛根 牛膝 萆薢 黄柏

呃逆七八月，諸藥不效，宗東垣方，從腎火沖逆設治

知柏桂心 滋腎丸分服 早晚開水下

血燕 麥冬 玉女煎加味

玉女煎加丹皮 黑梔 佛手花 白茅花 淡竹葉

冲氣

細逍遙 炮薑 只實炒 川楝 延胡 青皮 香附

吴萸汁炒白芍 抱木茯神去木辰砂研拌 紫石英三錢 白蒺藜去刺

上沉香摩沖 引白殘花 柚葉

遺洩

茯神 棗仁 遠志炭 芡實 依葉 牡蠣 金櫻子

蓮鬚

肩臂痠痛 寒濕風客經痺

生芪 歸身酒炒 防風 羌活 桂枝 苡仁 萆薢 片姜黃

桑枝 酒炒

日晡但熱不寒 陽氣獨發 夜來始退 從金匱單瘧治例

桂枝　石羔（鲜荷叶包研）　知母　生草　粳米　通草

咳逾三月曾经失血口渴纳减面色不华脉濡弱带弦数食入呕恶近增晡热金水两亏土弱更不能上生肺金颇有延损之虑

北沙参　麦冬　炙草　元生地　怀药　白扁豆　玉竹
生熟谷芽　广皮（盐水炒）　茯苓　霍山石斛　叭杏仁　姜　枣

伏暑
肢冷汗泄如油脉微欲绝脱象已著勉拟理中加味
人参（另煎冲）钱　炮姜五分　制于术（土炒）钱　炙草五分　制熟附子　麦冬（去心）

北五味 川貝母 紅棗三枚

昨日手足已溫，脉亦略起，向晚復熱，今晨熱退，大便得手指，復覺不溫，脉微，汗膩，口渴，舌燥，症象究在險途，擬生脉建中意。

北沙參 大麥冬 五味 桂枝 焦白朮 炙草 煨薑 生熟谷芽 紅棗

脉微重按欲絕，昏沉齊頭，正氣已不能支，油乾燈盡，恐有虛脫之變。

大洋參 麥冬 五味 大生地一枝 雷膠 桂枝 棗仁

炙草　姜棗

濕鬱阻氣帶而停滯擬二陳合苦辛香入陷胸 葯未錄

泄久以理中合香砂六君溫中健脾

理中湯　香砂六君湯加白芍

陰虛陽升鼻衄宗錢氏法

生地知柏六味丸

失血宜養陰清降

北沙參　麥冬　小生地　穭子上白　花粉　茯神　血餘灰三寸

百艸霜三炒黑丹皮 黑山梔 藕節二兩 七月初三日

單腹脹用撇炭金匱法 腹滿宜金匱腎氣丸

金匱腎氣丸料（即桂枝八味丸加車前牛膝） 統炒成炭加水煎服

但熱不寒間日而發宗丹瘧治例 咳嗽宜泄肺法

桂皮 生石羔（薄荷叶分冲） 知母 生艸 杏仁（去皮尖） 蘇子一研

粳米三錢 枇杷叶（去毛）二片

胃虛煩悶肝木衰逆与兩和法

風邪襲肺咳嗽咽痹痰多宜泄上焦法

哮喘形寒脉弦內熱擬麻杏甘羔

胎前子腫經產未痊少腹痛惡露未淨宜養營和氣法

血虛風陽不潛擬歸脾加味

氣虛血不營養風陽不潛迺宜歸脾加味

每午後潮寒多熱夜半始退伏邪在少陽三焦之界與佳解法

血崩後尚氣滯未和肝腎虛尔未復擬四烏湯加味

四烏湯加茜根　賊骨　川斷　杜仲　核桃肉

胸痺脈數（濇）宜辛滑通陽

薤白（去衣） 半夏 薑汁 橘半夏 茯苓 廣皮 炒竹茹 白酒（盞）

經閉

歸身 赤芍 丹參 川芎 川斷 桃仁 延胡 烏藥

製香附 桂枝 茺蔚子

汗泄寒熱已輕脘痞呃逆邪鬱氣滯宜泄邪和中降濁法

杏仁（去皮尖） 瓜蔞 鬱金 製半夏 廣皮 茯苓 旋覆花（絹包）

白蔻仁（研） 枳實（炒） 炙草 竹茹（薑汁炒） 枇杷葉（刷毛薑汁炙）

腰痛牽引背脊宜和督帶

鹿角霜三錢 杜仲(鹽水炒)三錢 川斷(鹽炒)二錢 歸身(鹽炒)二錢 枸杞子(炒)三錢 茯苓三錢

阿膠二錢 核桃肉打碎二枚

帶下宜和八脈

茜根(炒)黑 海螵蛸(焙)三錢 川斷(鹽炒)二錢 杜仲(鹽炒)三錢 懷藥三錢 菟絲子三錢

核桃肉二枚

淋濁　知柏六味丸湯

陰虛陽擾精不能藏擬育陰涵陽湯

知柏六味湯　加杜仲鹽炒　狗脊酒洗　萆薢

血崩及經水淋漓後昏眩暈攝鎮陰熄風

炒枯生地　白芍炒　歸身酒炒　川芎　川斷酒炒　杜仲鹽炒　桑葉

茜根酒炒　烏賊骨醋炒　女貞子　穭豆皮

寒凝氣滯經停腹痛

炒枯熟地　白芍　歸身　川芎　烏藥　製香附　丹參酒炒

紅花　桃仁去皮　炮薑　茺蔚子

半產及腹痛下血撤以柯綱

菉豆皮三钱　黑梔三钱　元參三钱　桔梗一钱　銀花三钱　川連

一元散三钱　人中黄八分　西瓜翠三钱　竹叶心十根

血虛肌痒發癗成簇嚨腫仿經旨急者先治

桔梗八分　甘草八分　元參三钱　黑梔一钱　連喬三钱　花粉一钱

蓬大海三枚　先生地八钱　芦根八寸

炒枯生地　白芍　歸身豬炒　川芎　製香附　烏藥

川斷鹽炒　杜仲鹽炒　海螵蛸豬炒　茜根炒　大熟地　鮮藕

新邪已除，渾濁帶血亦鬆，脈虛濡數，以振固八脈佐博冀

三奏

製首烏　黑梔炒　杜阿膠蒲黃末炒黑　紫石英煅　旱蓮草　原生地炭

烏賊骨炒　北沙參水炒　川斷炒　藕節

咳逆較減，經事如崩，宜和營法

炒枯大熟地炭　歸身豬炒　白芍酒炒　川芎炭　烏藥炒

製香附杵碎 川斷酒炒 杜仲鹽水炒 丹參酒炒 核桃肉一枚

腹痛已緩，經尚未至，還宗前法加

柴胡 白芍酒炒 歸身酒炒 焦朮 炙草 丹參酒炒 紅花

茯苓 烏藥 製香附 茺蔚子

尿血混濁，溺痛，擬清火導赤

鮮生地 木通 草梢 瞿麥 萹蓄炒 黑山梔

酒炒銀花 淡竹葉 荷梗

腸風便血，脈來數大

炒栀 生地 歸身炭 赤芍 槐米黑 黄柏炒 地榆炭

青皮 製香附 川連 黄芩 藕

肝鬱不達腹痛强停擬宗逍遥散法加味

逍遥散 去朮 加

溼邪襲入大腸下注為成痢擬西昌法

敗毒散 西黨參 炒黄芩 煨葛根 陳米 飲煎

瘧痢宜從少陽逆挽 敗毒散

幼稚瀉久綿痢唇舌絳紅形羸神疲納減噤口堪虞

細川連（酒炒） 阿膠（蛤粉炒） 藥壺全

暑濕挾滯下注阻氣腹痛下痢先宗逆挽

敗毒散

久瘧不已已經瘧母邪聚厥陰擬以扶正搜邪

六君 加炙鱉甲 炙龜板 常山（醋炒） 草果 青皮

製香附 姜棗

痎瘧久延腹痛有形勢結瘧母

蒼朮 茯苓 甘草 製半夏 北沙參 當歸身 青皮

炙鱉甲　桃仁去尖　紅棗　紅花

三瘧擬慎齋法

製首烏　威靈仙　青皮　廣皮　丹皮　茯苓　知母

生艸　鹽水炒菖蒲　姜棗

舌紅口燥之瘧

柴胡　茯苓　生草　北沙參　連翹　花粉

瘧疾久延近復感暑濕寒熱擬東垣法

達原飲　小柴胡湯合方

寒熱較輕但三瘧邪逗陰絡勢必易愈還宜和解

清支飲

瘧久倦怠乏力擬東垣方　清暑益氣湯方

喘咳難臥宜金水並治

北沙參　麥冬　炙草　五味子　製半夏　歸身

炒枯生地　廣皮　茯苓　紫石英　藕

金水並治　參麥散　六味丸

咳逆便泄如前身熱氣粗喘促幼稚氣虛不耐酷暑刑侵勢防

喘脱之症

小洋参 麦冬去心元米炒 炙草 製半夏 天竺黄研 杏仁去皮尖

川貝去心 茯神辰砂拌 一元散 白扁豆姜汁炒 焦扎屑 杜枇杷葉

痰核

風邪久蘊肺俞氣機失宣咳喘痰多胸悶窒嗆

蜜炙麻黄 杏仁研 生石羔 甘草 白芥子研 枳殼

蘇子研 二陳湯 葦莖湯

哮喘斷不易愈

杏仁 白芥子（研，炒） 二陳湯加蘇子（研） 甜葶藶子（焙）

喘咳，舌白，脘痞，濕痰阻氣

杏仁 鬱金 陳瓜蔞皮 蘇梗 川朴（姜汁炒） 茯苓 廣皮

製半夏 枳殼 紫石英 枇杷葉

老年胃液不足，木郁內侮，食入作噎，勢防關格

北沙參三錢 麥冬（去心）錢 炙艸八 焦白芍錢 鉤藤錢 半夏錢

細川連（姜汁炒）三分 炮姜五分 宣木瓜七分 陳蔞皮三錢 旋覆花（絹包）錢

茯苓 枇杷葉（去毛） 竹茹錢半

脘痞塞嘔吐清涎擬黃連溫膽湯

川連姜汁炒 碏半夏 廣皮 茯苓 炙草 枳實一 焦白朮炒

竹茹淡姜汁

老年食入作噎嘔吐清涎勢成關格重症

蘇梗 川朴姜汁 碏半夏 廣皮 茯苓 炙草 枳殼一

青皮 製香附

廣鬱 佛手柑

加味逍遙散 加昆布 海藻 青皮 製香附 白殘花瓣

濕火内帶外發疼痛

荆芥一 防风八分 独活一 黄连姜汁炒五分 黄芩一 黄柏盐水炒一半

黑山栀五分 赤苓一 萆薢节八 滑石一 通草八 荷梗

湿热濃窠

川连 黄芩 黄柏酒炒 羌活 独活 防己 萆薢 赤芍酒炒

归身生 苏和 生草 桑枝酒炒

神色蒙闭风痰内阻

羚羊角镑先煎 净钩钩打后入 白薇 茯神辰砂拌 远志姜汁炒

天竺黄（研） 石決明（生研） 橘紅（一錢） 一元散（沖） 九節石菖蒲（一錢）

擬神定志以聖濟茯神湯加減治之

北沙參 麦冬（去心） 甘草 茯神（辰砂拌） 淨棗仁 遠志

羚羊角（鎊先煎） 川貝（去心） 杏仁（去皮尖研） 細石菖蒲根

濕熱薰蒸身熱成疸

川連 枳實（一錢） 瓜蔞（連皮子切） 豬苓 茯苓 澤瀉 建曲

萊菔子（一錢研） 查炭 茵蔯

眩暈耳鳴面浮色滯足瘦脛腫擬治肝脾

生白芍 牡蠣 明天麻煨 苡仁 萆薢 防己 桑枝

雞盲

石決明 蒙花 蕤仁 夜明砂淘洗淨 甘菊 小生地

穀精珠 雄豬肝不落水用竹刀切片 煎湯代水

鼻淵宜辛散法

荊芥 防風 羌活 白芷小 辛夷七分 甘草 荷葉

胎前痢疾不止正虛用伏龍肝湯加味

伏龍肝煎湯澄清入藥 北沙參 丹參 製於朮枳殼水炒 澤蘭

白芍炒　土炒焦　長參　炙黄芪　焦白术　陳皮

查炭原砂拌炒　全歸炒　焦白芍　製香附童便炒　淡苑炒　茯苓

玫瑰花童便一酒盅　益母草煎汁沖　枸杞　琥珀　為末用

胎前下痢以致小產，小產之後，仍痛仍痢，七節陰關必瘁

要法施治，難却重人之意，惟清之又順安全

生地炒　澤蘭　查炭　細川連　炮薑　赤白芍

上阿膠打碎入煎　全當　砂仁　鮮佛手　益母草　伏龍肝煎湯代水

厥者已退，痛痢略減，似有轉機之象，所慮七節陰關恐許

治始宗枝，亟益陰，微邪分化，以冀平可

上阿膠一錢　生丹參一錢　北沙參一錢半　[illegible]白芍　土炒歸身　茯苓
於朮以殼八分同拌　查炭一錢　砂仁八分　川斷　桔梗八分　猪苓　澤瀉八分
澤蘭一錢　鮮佛手八分　紅糖一錢　玫瑰花三朵　刀豆子一錢　三枚
益母草一錢　伏龍肝一錢　荷梗尺許　三味煎湯澄清代水

外感勞形暑濕內傷損形[illegible]以致發熱中脘[illegible]頂口渴
舌黄，邪在陽明之間，宜以苦辛

[illegible]一錢　川連　豉一錢　枳實　瓜蔞仁　貝母　赤苓　雞蘇散
豆卷　帶心連翹　桑叶　淡竹叶　荷葉邊

胎前咳嗽泄痢又經産後痢下雖止嗽痰不已延將百日矣茲
不延診脉左手細弦少神左関弦數此肝邪乘土不生金風
陽易動致有耳鳴少聰音嘶不果納穀胃氣敝憊矣頗屬損怯
重症姑宗金匱麥门冬湯加減　候裁
北沙參三錢　麥冬三錢　生甘草三分　生蛤殼打八錢　朱石决明打足
炙白薇三錢　茯神三錢　懷山藥三錢　川石斛三錢　生穀芽米
穞豆皮三錢　白芍錢半　藕節　红棗三枚　十劑
來呈日前產後類係氣血兩虛是屬偏陰虧邪未清毋庸徹邪

為治內熱不解眩暈心煩水不涵木之象木為肝藏肝藏血々虛則風陽擾冒脈左虛弦而數右濡細舌根白苔原屬正虛邪戀不下可知古訓甘溫除大熱丹溪云產後以大補營衛為主然有客邪以質原有袪風徹邪之例所謂見病治病是也

白芍(肉桂木炒) 荊芥(炒) 炙黑艸(八分) 淮小麥(三錢) 炮姜炭(八分)
南棗(二枚) 大有芪(三錢) 炒牡丹皮(一錢) 丹參 胡桃肉(二枚)
十一月初二

產後血虛不寐

川百合(三錢) 淡天冬(三錢) 石決明(生打) 朱大生地(六錢) 麥冬(朱砂) 三錢 玉竹(三錢)

上沙參四錢 硃茯神三錢 元參二錢 象貝 知母一錢 青甘蔗（連皮打）一尺

參鬚和陽

石決明（生打）四錢 大生地四錢 淡天冬錢半 麥冬二錢 玉竹三錢 生白芍錢半

北沙參四錢 硃茯神三錢 川百合三錢 青甘蔗（連皮打）八寸

病延五月，寒熱往來，咳嗽痰粘附紅，大便溏泄，診脉右寸虛細促，部皆細弦，舌嫩白苔，係邪入肺絡，以致陰傷精液被爍，虛勞已入損門，豈一夕可瘳也，姑擬柔肝甯肺洩邪（虞正）

南沙參錢半 甜杏仁（去皮尖）三錢 青蒿七分 紫菀錢半 焦白朮錢半 焦六曲三錢

白芍（桂枝一分拌炒）一錢 粟殼（蜜炙）錢半 青皮八分 焦橘紅一錢 雲神（去木）三錢 黑山梔錢半

淡苓一錢 通草八分 焦谷芽三錢 初九日 枇杷葉 荷蒂 姜皮

兩投逆挽，次發異減，但經腹痛勢如前，痢仍不爽，右脈數從

而亂，孕有分娩之象，還宜安固胎元，疏利和氣運化

細川連（酒炒）三分 淡苓一錢 白芍一錢 歸身（去心）一錢 生草八分 煨木香

青皮七分 枳殼一錢 焦神曲三錢 焦麥芽三錢 杜仲（鹽炒）三錢 川斷

赤苓一錢 荷蒂三錢 煮荸薺三錢 八月初七

濕熱下注，歸囊宜分頭化

淨車前子三錢　赤苓三錢　瞿麥　萹蓄錢半　丹皮錢半　大生地四錢　澤瀉錢半

木通七分　米仁四錢　生草八分　飛滑石三錢　通草[illegible]

竹心　竹[illegible]

庚子年抄有字皆算陸拾勛板

仁齋醫説一卷

不著撰者
舊抄本

仁齋醫説一卷

本書爲中醫醫論著作。不著撰者。書中所載霍亂説、爛喉痧説、葡萄疫説、痢疾説、頭痛説、頭眩説、咳嗽説、肺癰説、肺痿説、胃痛説、脅痛説、腹痛説、歷節風説、脚氣説、瘧説等醫論，前有論，後附醫方，個别病證附有作者醫案。從開篇序言可以看出，作者受《扁鵲心書》影響，其學術思想主張扶陽，因此爛喉痧和霍亂等病證中多見温陽法以救逆。此外，書中還引用了晚清戈頌平《傷寒指歸》中的若干思想。書末附《女科指歸辨説摘要》，係作者根據戈頌平未曾刊刻的《女科指歸》摘録而成，内有《辨女子男子天癸説》《帶下説》《辨婦女逆經血崩嘔血尿血便血説》《婦女經未行時而先腹痛名爲痛經説》《婦人陰吹説》等十餘篇醫論，未見傳本，十分珍貴。

仁齋醫說

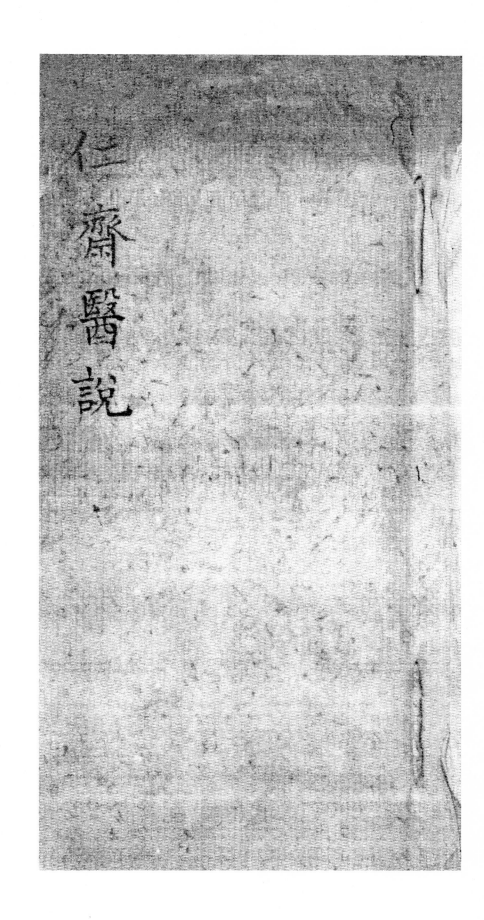

人稟陰陽之氣以生，此身身之內皆二氣所充周也。互以相生，因以相濟，而莫過與不及。及之相陵，然後內外和平而成疾病。有疾病者反是，治之其扶陽保陰，各視所宜。損之益之，以致于正者，而莫偏焉。余嘗觀天地間日月盈虧，寒暄迭運，自陽時多，陰不盡衰，而陽常有餘，陰常不足，乃造化自然之樞機。蓋天陽常有餘，而苦生不厭焉；是餘陰常不足，而苦生不苦焉不足。以此悟扶陽之理，視保陰為尤要焉，亦本造化當然之軌。此而難之者，以灼艾為第一，餌丹藥為第二，用附子為第三。傳此三法，以為保命之訣。詢于古不磨之法，以論治小疾，百發而百中。特以家傳十種大補丹

庶之識哉之於後

凡病有三等，當風臥濕，冒暑涉寒，勞逸過度，饑飽失時，飲食不節，以曰患集患為時病。及夫

不肯修攝，恣情縱意，散失元陽，耗損真氣，年高憔悴，以曰七之真致為年高病。及夫氣虛殆

空魂消神散矣，呼一歲四大無主，體臥荒郊，則曰死矣。死為身病，且時之至病，以春夏秋冬運行於寒暑溫涼，偏太過而得不足者，以涼治之也；得太過而偏不足者，以溫治之也。老者多治而幼者多熱，肥者多涎而羸者多積，男子病生於氣，婦人患本於血，補其虛而取其實，保其弱而損其餘，以以針灸，甚以藥餌，雖其能以不安，而時病而患，委於明士良醫，萬病收藥良，甚得保愈。

人稟陰陽之氣以成此身身之內皆二氣所充周也互以相生因以相濟而無過與不及之相陵是以內外和平而無疾病有疾病者反是治之者扶陽保陰各視其攸宜損之益之以期至於其當而無偏焉然余嘗觀天地間日月盈虧寒暄遞運雨暘時若草木盛衰而信陽常有餘陰常不足乃造化自然之樞機若夫陽常有餘而芸生不厭其有餘陰常不足而芸生不苦其不足以此悟扶陽之理視保陰為尤要者亦本造化當然之軌則扁鵲之書以灼艾為第一餌丹藥為第二用附子為第三傳此三法以為保命真訣洵千古不磨之法以調治小疾百發而百中特以數十種大病垂危之證載之於後

凡病有三等當風臥濕冒暑涉寒勞逸過度饑飽失時非次不安則曰患矣患為時病及夫不肯修持恣情縱意散失元陽耗損真氣年高憔悴則曰老矣老為年病及夫氣盡體空魂消神散長吁一聲四大無主體臥荒郊則曰死矣死為身病且時之有病以春夏秋冬運行於寒暑

温涼陽太過而陰不足當以涼治之也陰太過而陽不足當以温治之也老者多冷而幼者多熱肥者多涎而羸者多積男子病生於氣婦人患本於血補其虛而取其實保其弱而損其餘小則針灸甚則藥餌雖有非次不安而時患為病委於明士良醫對病服食盡得保愈

霍亂說

人身津液包藏周身津液即陰液陰液即水氣水氣得陽左運外利於表爲汗得陽右運內利於裏爲尿陰陽氣液環轉周身無一息停留暑日陰陽氣液交蒸於上人人貪涼恐熱食瓜果夜臥乘風日受寒之涼氣陰勝於裏中焦失運陰陽拌亂表裏上逆則嘔吐下陷則便利口渴欲飮如斯形證服五苓散加半夏生薑輸運轉中土水氣毋使上逆下陷也如下利減嘔吐不已服吳茱萸湯降逆上水氣如上吐下利減中土陰陽氣液皆虛服理中湯加附子理中焦不足之陰陽如吐利不已轉生他證筋掣肉瞤肢麻作冷目眶塌陷爪甲色青心煩若火渴思涼飮諸多危象疊見嘔瀉陰陽兩傷筋失陽溫而掣肉失陰和而瞤陽傷則肢冷作麻陰傷則目陷爪枯陽微血滯於裏外現爪甲色青陽少陰和心煩若火陽求陰濟渴思涼飮如斯危象急服薑附回陽湯一付可奪命莫畏病人大渴飮冷不敢用此法非淺醫所能知也

五苓散方增味

結豬苓 二錢 福澤瀉 二錢 雲茯苓 整塊切 錢半 嫩桂枝尖 一錢 蘇法半夏 二錢 生冬朮 土炒 三錢 煨生姜 二錢

吳茱萸湯方

老吳茱萸 揀去梗 一錢 真上潞党參 米炒 厚片 二錢 煨生姜 切 二錢 大棗 擘 三枚

理中湯方加附子

生冬朮 土炒 一錢 真上潞党參 米炒 厚片 二錢 均乾姜 一錢 炙粉甘草 一錢 淡附子 二錢

姜附回陽湯方

真上潞党參 米炒 厚片 錢半 淡附子 一錢 生冬朮 土炒 錢半 均乾姜 二錢 炙粉甘草 一錢 桃仁 去皮尖炒 三錢 紅花 三分

霍亂由於外感風寒、內傷生冷，致陰陽交錯，變成吐瀉。初起服珍珠散二錢即愈，或金液丹三錢亦愈。如寒氣入腹，搏於筋脈，致筋抽轉，即以瓦片燒熱，紙裹烙筋轉處立愈。若吐瀉後胃氣

大損、六脈沉細、四肢厥冷、乃真陽欲脫矣、中脘五十壯、關元三百壯、六脈復生、不灸則死也、

霍乱之證三焦失運、中土受傷、一時心腹疼痛、吐利頻作、揮霍撩乱煩劇不寧、大法溫其三焦、調其中土、一劑可愈、至若厥冷無脈、非重用溫補不可、否則轉筋入腹而死、近世時醫不云中暑、即言痧發、禁用官料、競事涼氷、刺其廣英、針其曲澤、以大泄其血、不知脾胃受傷、中焦之榮血已竭、而復大泄之、譬下井而投以石也、此種醫人、不顧人命、真狼心虎腹人耶、存救人之心者、當須體察、

珍珠散方

倭硫黃　飛滑石 各等

共為細末每服三錢鮮生薑五錢煎湯送下

倭硫黃製法

船上硫黄十斤，用銅鍋熬化，麻布濾淨，傾入水中，再熬再傾，如此七次，研細，入陽城罐內，蓋頂鉄絲扎緊，定外以鹽泥封固八分厚，陰乾，先慢火煆紅，次加烈火煆一柱香，寒爐取出，埋地中三日，去火毒，再研如粉。

一切牛馬六畜吐食者，灌硫末立愈。一切雞鵝鴨瘦而欲死者，飼以硫末，可以立愈，且易肥。

金液丹 二分 濃生姜湯送下

中脘穴 在臍上四寸

関元穴 在臍下三寸

爛喉痧說

咽喉乃人之要道，不可不細心求之。喉痧形證，腹疼身熱不汗，痧現赤色，或痧不現，隱皮膚中似斑，或赤，或紫，或欬嗽喉痛，或不欬嗽，咽兩旁白爛，其爛色或如蛆卵，或如敗棉，或如雞油，皆由平素貪涼惡熱，喜食冷物，人之陽氣日受戕賊，致痰水留中不行，痰水陰物也，陰勝於裏，逼陽氣外浮，則身熱不汗，脾土陰失陽通則腹痛，毛竅中水氣不行，則肌膚粟起，色赤為痧，痰水阻礙氣道則欬嗽，咽文从口从因，不因地氣溫通則爛而痛，喉文从口从候，不候天地氣清降則燥而乾。如是形證，若以涼散藥治之，留中之痰水得其涼性，更滯而不行，見病不解，再投以苦寒之藥，則痰與水冰結中脘，血脈中之血亦冰，致浮外之陽無所歸藏，轉加譫語神糊，氣粗脣焦起皮，舌苔或黑，或白，或絳色，或無津，或礆黄而膩，諸多危象疊見。夫人之舌苔，亦猶地上生苔，苔係陰濕氣化，凡太陽日晒之地，全不生苔，不常晒之地，則生五色苔，其有單黑者，黑水氣也，水氣偏於上則苔黑。單白者，白金氣也，金氣極於上則苔白。絳色，紅黑之間也，陽為陰逼則苔絳。碱黃者，黃土色也，土板於中則苔黃而膩。或碱色苔無津者，緣下焦真陽衰微，不能蒸運真陰上濟於舌，譬如竈下之火不旺，釜中水氣不能上蒸釜蓋，故無津。或謂舌黑，如竈突烟煤，豈非火乎？不知人之火乃陽氣也，非草木之火也。一草一木，燃則烟，烟則黑，人之真陽日夜盤旋於裏，未見人之舌黑也。病人舌黑者，乃陽氣浮外，不能固內，是陰氣偏盛，全無陽化。醫人見其舌猶火爍，因投大劑寒藥以熄其火，嗟乎，裏之真陽將熄矣。急宜取仲聖《傷寒論》少陰經篇中通脈四逆湯加桔梗治之。腹痛者重加白芍。口乾者重加花粉。此治喉痧之妙法，如用之可十愈八九。

茲因患喉痧而斃者，殊覺痛心慘目。

通脈四逆湯加桔梗方

生附子（切片） [illegible]　淡附子片 [illegible]　均乾薑 [illegible]　苦桔梗 [illegible]　腹痛者加杭白芍（整片） [illegible]　口乾而渴者加天花粉（去皮） [illegible]

四逆散方

爛喉痧說二

秦望坡某 先 江松亭 先 杭白雲 先 生彭甘亭 等

竊觀人患喉痧一病，欬嗽腹疼，身熱不汗，痧現赤色，喉痛，喉兩旁白爛，或如蛆卵，或如敗棉，業斯道者皆以涼散藥治之，彼不知此病從何處而起，重以涼散，涼散不解，再重以寒涼，輕則化重，重則咽喉潰爛而死，予聞之見之，甚為傷悼，今以予之所能知者，藥之能愈者，錄出數條。夫欬嗽兩字，欬字象形亥也，水欠藏，嗽字象形，氣束不降，其氣外吹，水欠藏，其火炎上，則爍水為痰，在下之水，無火爍之為飲，痰與飲阻碍氣道，其氣束縛不降，則欬嗽，此欬嗽兩字命名象形之原也。陽氣從胸脘下降，來復腹中，內藏於裏，陰土得其陽通，其腹不痛，陽氣來復腹中，內藏於裏，其身不熱，陰土中得陽氣流通，腠理毛竅不閉，其痧不現，咽因地氣溫通，其咽不痛不爛，喉

候天氣清降其喉不燥不乾、氣道中痰飲内阻致欬逆、腠理中水滯陽浮致毫毛粟起色赤如
痧發熱、陽氣浮外不来復腹裏陰土之陰失其陽通致腹痛、陽氣浮外不來復腹裏陰土之陰
失其陽蒸從左上潤於咽則肌爛、陽氣浮外不来復腹裏無陰土中陰液從腠理外達毛竅則
身熱無汗、無土中陰液上潤於咽和陽氣從右下降則喉乾痛、咽兩旁或赤爛白爛而乾痛、如
斯形證何能以涼藥治之、愚雖不敏讀先聖後聖之書其中精旨無欺其後學以通脈四逆湯
加桔梗花粉治之、如腹痛重加白芍、用此方之意愚亦表出、咽屬半表因地氣以温升、喉屬半
裏候天氣以清降、凡治陽浮半裏上不藏半裏下之病、以温升地氣為主、地氣温浮上之陽即
藏於下、陽藏於下陽液即能上蒸温潤於咽、其咽不痛不爛、陽得陰和喉中氣清則不乾不燥、
表裏液通則痧退熱解、如身熱體痛痧現不汗咽痛未爛欬逆者以小青龍湯治之、如煩燥脈
太陽身熱汗出加石膏治之、如見六經中證為病者即照六經證之法治之、予具熱腸動達諸式、

明知難起之疾勉投薑附十中亦起三四其終不愈者不免多口之來予亦無庸置辯彼蒼者天諒能鑒予之苦心也因舉治愈數人附記於此以爲誠心其道者之型式俾知通脈四逆湯可以治喉症之一病不爲流俗所惑不因讒毀而肅手也

或曰雜病論中並未言通脈四逆湯爲治爛喉之說君何以知之曰神農黃帝岐伯先聖也季漢張仲景後聖也先聖後聖其揆一也仲聖采靈素之精旨作傷寒雜病論合十六卷分六經提綱六經病證始後學者見病知原惟咽喉一病獨列在少陰經篇中君可想而知予以通脈四逆湯加桔梗治喉痧一病十未失一耳今錄出數條治驗姓名可問者勿謂予謊言以欺人也

一康竹溪之母患爛喉醫以荊芥防風前胡桔梗薄荷牛蒡貝母等藥繼以連翹銀花牛蒡元參鬱金山豆根馬勃等藥再繼以羚羊角石膏芩連麥冬蘆根竹葉等藥服數日飲食不進自

云喉中若有物窒阻礙，呼吸升降，病勢垂危，邀予治之。觀其舌苔如白棉，觀其咽喉，不見其竅，衹見上腭肌腫如雞油色。予曰：苔如白棉，清空中全是陰氣用事，若服予方，胸中陰霾氣開，陽佈於上，能進飲食，方可望愈，否則不愈。以大劑通脈四逆湯加花粉，煎取濃汁，緩緩嚥之，藥汁如能下咽，今日可服兩劑，明日再診。次日來邀予云：昨日服藥兩劑，藥進至四五匙後，自云藥到口中，覺辣味氣衝至胸中，頃刻喉中之氣能伸，吐出痰涎兩碗許，至夜半思食，進稀粥半碗。日午後再叩請診之，予往觀其喉，雞油色全無，自云喉中若無病，惟胸膈尚未寬耳，仍與前方服兩劑，吐出黏涎不少，胸膈氣暢全愈。

一歌舞巷吳靡樓，喉爛，醫藥罔效，邀予診之。閱前方，亦是荊芥、防風、牛蒡、蟬衣、薄荷、連翹、銀花、元參等，繼以羚羊角、元參、石膏、黃連、蘆根、竹葉等。斯時形證，口不能語，頭汗大出，畏風，面赤，舌苔灰色，口邊流涎，氣味腥臭，喉兩旁白爛無完肌，按兩手脈小若無，如斯形證，百中難得一者。

忝在親誼不避嫌疑擬大劑通脈四逆湯加桔梗治之服藥後腥臭痰涎吐出兩大碗許自云
有命矣思稀粥食次日診之喉兩旁潰爛大退仍進前方連服三劑全愈或問於予曰吐腥臭
涎沫此臭乃火燒而作臭服先生附子乾薑反能愈者何也願先生教我予對曰試觀大暑天
氣買猪肉二塊一塊入鍋中火煮一塊不入鍋中火煮逾半日許試聞之有火煮者臭乎無火
煮者臭乎或聽予言鼓掌大笑曰以此比類推明人患肺癰吐腥臭痰死因腹中火衰陽氣內
敗而死明矣何醫道如此之失傳也願君筆之以啟來學

一西園田夫之子入書塾在途中與鄰家兩子相鬭鄰子以泥塞其口再灌其泥漿第二日此
子咽喉破爛求醫治之醫云爛喉痧此症(證)性命難保以連翹銀花牛蒡薄荷殭蠶蟬衣荊芥防
風貝母鬱金等藥兩日後不能進食面赤煩燥似欲若狂之象予思之水泥乃陰濁之物也兩
相爭時血氣湧上得水泥陰濁之氣血得涼而滯營衛絡中氣阻陽氣上浮不能下降內藏於

裏陰液不生通於咽致喉爛燥煩面赤欲狂非大劑温通土氣不可以通脈四逆湯加桔梗桃仁紅花進一劑第二日諸病悉解進三劑全愈

一張炎齋之弟咽喉破爛不能進食服通脈四逆湯加桔梗三劑全愈有客問於予曰據先生云凡屬咽喉破爛之病服此方無不愈者倘患風火喉嚨遇此熱藥豈不是火上澆油乎予對曰無風火喉病間有之服甘寒藥而愈者此是陰土液少其陰液不足以生濟陽氣下降故得甘寒藥而愈服苦寒藥而愈者乃陽氣逆升不降得苦寒氣味陽氣下降内藏於裏水液得陽氣蒸運生通於咽其喉自愈此喉切作爛喉痧論

一張百城之子始發熱欬嗽頭痛繼而痧現滿舌白膩苔予與通脈四逆湯連進兩劑吐去痰涎不少欬逆喉痛身熱如前病家心慌易醫治之兩日後煩燥面赤頭汗出喉兩旁白爛如蛆卵乾痛異常復求予治予曰咽得地氣温通爛痛即解喉得天氣清降乾燥自除陰液流行滕

理欬逆煩燥自退。以小青龍湯加石膏治之。一劑後稍能進食，痧減。再進之，喉不乾痛。欬痰數碗。復進通脈四逆湯加花粉，服四劑，喉痛欬逆全愈。

一張維城之次子病喉痧，喉兩旁及上腭其肌皆爛，色如雞油。身烝熱，無汗，譫語，滿舌黃白厚膩苔，脈數，太口乾，不多飲。進大劑通脈四逆湯加桔梗、花粉，日服兩劑。其爛似退。又進兩劑，上腭肌肉爛全退。又進一劑，喉兩旁爛退。惟身熱未全清，有汗。進大小柴胡湯兩劑，身熱已，舌苔全退。

讀戈直哉老先生所著爛喉痧說。及經驗數則，不禁怵然泣下。引起我終天之痛。嗚呼，庸醫誤人，其罪何可綰乎。志恙者再援筆於後，以誌其恨。宣統己酉丁先妣周夫人艱，時予年十五，同胞有一弟一妹，弟年最幼，方六歲，予偕其就外傅，甚慧且恭謹，兄弟間頗相得。詎先妣六虞之次日，予正助先君收束諸務，弟忽以游戲跌傷頭額，成小洞，流血如注，當時驚惶無措，急以乾麵等扎縻希其止血詎一二日疼痛號哭啟視膿血糢糊已成潰爛當邀某外科診視已漸收小可望生肌去腐閱數日忽然身熱外科云驗方新編有名破傷風乃未慎風邪所致雖須清熱方妙次日復邀幼科某時醫也黃昏方來服藥數日未愈亦未剔然恒覺其口中臭味問於時醫答曰頭上有味口中決無臭味之理其時頭部已漸生肌長肉成石榴米焉得有味次日復請問彼堅執無臭味並不審視予以年幼未敢多辯先君以誼屬總角可以托得然口中臭味日大一日甚至不堪對語某日晚時醫未診先君不能奈強之審視詎已以滿喉潰爛延及啼丁時醫曰此乃爛喉痧病勢甚重須速請喉科診治先君泣曰我外無相好喉科仍望先台垂閔畢力主治救小兒一命感且不朽時醫堅不立方揮之不顧匆匆乘輿而去嗚呼先君秉性忠恕推己視人以生命拜托而不之疑竟斷送一条性命然休短有數何敢尤人所痛心者予聞其味即日日呼籲彼決不審視而堅不認可一味浮亂執意下藥竟至不起而止惟恨予時年幼未能將用

藥計下以爲今日之研究爲憾、當晚邀某喉科來診、詎[據]云是爛喉痧甚重、防腹下、然而可[須]速治、

噗效、吾吹藥服藥、喉中痰聲如鋸、不能言、喉嘶、亦不食、延至次日晚間痰壅氣絕、斯時頭部已

將完了矣、嗚呼痛哉、庸醫誤人也甚矣、姑隱其名而紀其事、爲未來之經驗、時

癸亥秋十月　東園心誌識

治喉症方

謹啟者今春喉症流行、率多不治、前曾醵資合藥、托義善源莊代爲施送、應效如神、索者踵接、

因思近地雖可向取、而遠處寄遞、[每]免有急不能待之虞、爰將原方抄登申报、務祈四方樂善君

子照方配合、施送各家、以備不虞、功德無量、方載於後。

內吹錫類散

象牙屑 焙 二分　真珠粉 六分　飛青黛 六分　大梅冰片 五厘　壁錢 俗名蟢子窠 二十個　西牛黃 一分　人指甲 五厘

共研細末吹患處流出惡涎即愈、

外貼異功散

螌蝥 四分 真血竭 六分 製乳香去油 六分 製沒藥去油 六分 上麝香 六分 大元參 六分 上梅冰片 六分 全蝎 六分

螌蝥去頭翅足糯米拌炒以米色微黃為度去糯米除血竭外各藥共研細末另研血竭拌勻收入磁瓶內勿令出氣凡驗血竭真偽以少許磨指甲上以紅透指甲者為真若與諸藥同研則血竭飛去故須另研凡遇喉症腫痛以此散捏成黃豆大一小粒置小張膏藥上左腫貼左右腫貼右左右俱腫俱貼均在結喉兩旁軟處閱五六時即將膏藥揭去肉上起有水泡用銀針挑破揩淨毒水勿令見風能消腫止痛真救急之良方也惟方中螌蝥全蝎俱是極毒之藥萬不可誤入口中儲藥之瓶及角包上必須隨裝隨寫不可入口字樣以防誤毒、

葡萄疫說

葡萄疫之證，內經、傷寒、金匱中皆無其名。惟明季吴又可先生瘟疫論中一見，戴麟郊瘟疫彙編中一見，所觀其治法，祗云犀角地黄湯，餘無他論。予視患此病者，兩腿有紫斑，大小不一，其斑色若紫葡萄樣，牙縫中出腥臭紫血，或咯紫血，或牙根肌肉潰爛，若似牙疳，或舌肌上亦有紫斑，或遍身有紫斑，或腹痛，或咽痛而爛。醫以為之血熱火症（證），概用鮮地黄、丹皮、元參、銀花、芩、連、翹、羚羊、犀角、石膏、石斛、竹葉、蘆根等藥治之。嗟乎，殊不知此病因陽氣浮半裏上，半裏下脾土中陽氣式微，肌肉中之血失陽氣溫養，其血先敗，凝滯肌肉，外現紫斑；土中陽少，陰滯則腹痛。土中陽少，陰液不能從孔王通於咽，則咽旁肌爛。其血陽氣上浮，或從牙縫溢出，或從口咯出。牙根肌肉失陽氣溫通，或潰爛。是時用藥當用通脈四逆湯加桃仁、紅花治之，服兩劑後，已敗之血，得其陽運，當從大便出；肌肉中未敗之血，得陽氣溫養，自為好血。敗血全無，紫斑即退，牙根肌肉得陽氣溫養，潰爛愈，口臭除。患此種病，都因血敗肌肉中，血敗則臭。凡陽氣不足之人，聞其血腥敗濁則發，所以名葡萄疫也。

一謝子常兄之次子，始患腹痛，繼而咽痛，醫以涼解，腹痛更劇，求予治〔診〕之。予曰：此葡萄疫病也。敗血滯三陰經道不少，今兩腿上已有紫斑，去襪衣視之，紫斑兩小腿滿矣，其斑大如指頭，小如豆瓣，口臭異常，予曰牙縫中當有血溢，視之果然。大與劑通脈四逆湯加白芍、桃仁、紅花等，一劑服下，第二日大便下血，如豚肝色，有半馬桶許，其血極臭，腹痛減，口臭稍淡，仍與前方再服一劑，第三日又下紫血不少，兩腿紫斑未消，予曰：絡中敗血未淨，再進前方，下紫血夾糞垢不少，斑色漸淡，與真武湯合四逆湯進數劑全愈。有客問曰：前不進真武湯合四逆湯而進通脈四逆湯加桃仁、紅花、白芍治之，何也？予對曰：真武湯有朮，而四逆湯味勝於氣，通脈四逆湯氣勝於味，桃仁、紅花去舊血不傷新也。朮性雖然甘溫，奈其氣味呆鈍不靈，加之朮多汁，凡遇有形瘀血之病呆鈍多汁之藥不可用。敗血去後血亦陰液也。脾土液必胃汁有餘必須有汁之藥合辛辣之氣味使陽得陰和陽得陰固其人之氣血方能圓轉運行表裏也。

一稅務橋河西張姓之妻彼夫云始由經血暴行醫以四物湯加佩蘭阿膠參朮等藥服兩劑後牙跟肌爛口臭腹按之作疼求予診治之。予曰此葡萄疫病也。今兩腿當有紫斑不少矣視之果然。速進通脈四逆湯加桃仁紅花白芍等藥治之。彼夫曰病人已經去血不少何能再進桃仁紅花破其血乎。予對曰爾不知也。幸喜敗血下行如敗血不行今日雖服此藥亦無能也。今敗血尚未行盡因脾土不溫也。速進此藥無庸多疑。否則新血又敗若再遷延雖有善者亦無如之何矣。彼夫曰遵式服之數劑中去敗血不少紫斑全退後進附子湯補陽生陰體健如常。

或問於予曰何以知葡萄疫也。予對曰以紫斑為憑。或又問曰其血敗於何處能知否予對曰敗血滯於三陰經道則兩腿有紫斑口臭異常。服藥當進通脈四逆湯加桃仁紅花如腹痛加白芍敗血滯於三陽經道兩手臂有紫斑即照三陽經提綱見證用方治之或又問曰有患此病一二日間即死有一二日不死者何也予對曰血瘀絡道中絡在四圍不阻經道中往來之氣升降故不即死血由血府瘀於經道經道在中營衛之氣往來表裏受其阻故死

一東鄉石羊莊有某姓來診望其舌上有紫斑四五塊大如豆瓣口味臭詢問之曾吐血否某對云數日前吐紫血數口望兩腿無紫斑兩手臂有大小紫斑不多自云微有寒熱口味作苦肋疼欬痰若有血腥味予思之兩腿無紫斑兩手臂有紫斑想口苦肋疼之證有血滯於少陽經道其陰不能與和其陽致樞機不利擬小柴胡湯增桃仁紅花服兩劑再診兩劑後某至觀其舌上紫斑退半口苦肋疼寒熱全無令彼再進原方兩劑數日後某又來診舌上紫斑全退吐去紫血四五塊今身上不覺其痛苦矣予想此病是脾土陽氣未傷三陰絡中之血未滯故兩腿未見紫斑凡我同志者後漢張長沙大宗作傷寒金匱一書治千萬病皆不能出乎六經

之範圍也

一鄉人某滿面黑點若斑髮中亦有斑作癢舌肌上亦有黑點若斑口中時有血腥味出餘無他苦與小柴胡湯加桃仁紅花服六劑來診六劑後面上黑點似淡令彼再服六劑舌上斑點全退服三十劑後滿頭面舌上斑點全無

痢疾說

人之食管為胃口於食入時纔開食過即合穀道為肛口於大便出時纔開便過即合食管與下之穀道對待之辨膈病是水液凝滯胃外絡中化為痰飲陽明陽氣不合水液不下降經云三陽結於上謂之膈致食管常開不闔水穀不進穀道常闔不開大便不出噤口痢病是水液凝滯腸外化為凍垢厥陰陰氣不合水液不上升經云三陰結於下謂之水致食管常闔不開水穀不進穀道常開不闔大便時痢凍垢此膈病痢病不能進食所以然之故也先以痢疾論

又有一種膈病是瘀血裹胃口外支絡之中亦令胃口常開不

合。設偶然能食。總欲避人方能食之。諺云老鼠腸何也。血為陰。陰主靜。靜極則陽動。陽動則所積之血暫時移開胃口能合。故能食。食後其病血復移於支絡

之。暑日陰陽氣交蒸於上液。人人貪食瓜果涼物。夜卧乘風。夫濕為陰主降。水亦為陰主降。兩陰失其陽化。水液凝結腹中腸外。化為凍垢。氣滯不通而腹痛。半表下陰失陽舉。而肛門後重。陰液凝滯腹中腸外腹部絡道中之血亦滯腸外。故每便有紅有白之凍垢。或無紅之凍垢。痢時氣滯難便。故痢疾亦名滯下。所利之物皆係腸外絡道中之血液化為紅白凍垢。從肛旁竅出。非腸中出也。如滯下有寒熱頭疼身痛。即用麻黃桂枝合半湯外開太陽之表。肌中表氣液流通。陽氣即從午右降。來復腹裏凝結之陰。得其陽化。紅白粘垢下行無滯。痛墜自減。若口苦乾噁胸悶腹疼。或往來寒熱。即用小柴胡湯加葛根倍加白芍。益半表上陽土之液。和陽氣從午右降。來復腹裏凝結之陰。得其陽化。痛墜自減。若舌上苔碱色厚膩。用大小柴胡湯。如口乾加花粉。疏土闓陽從午右降。陽氣來復腹裏凝結之陰。得其陽化。痛墜自減。若脈浮大有力。發熱不汗。是陽氣勝於脈中。腠理水液不能外達肌表為汗。腹中凝結之陰不通。腹痛後重。痢紅

之間，胃口復開，不合，如鼠晝伏夜應出尋食之象也。

白凍垢，宜葛根湯，先開腠理之陰，以葛根甘寒，和陽氣從午右降。若脈浮大無力，身熱有汗，腹痛後重，利白凍甚多，無糞，或夾微紅，此是半表上陰液不足，半裏上陽氣有餘，宜白頭翁加甘草阿膠湯，以苦寒氣味，固半裏上陽氣下降，甘平氣味，益半表上陰液，和在上陽氣從右內藏，陽氣來復，腹中凝結之陰得其陽化，痛墜自解。若陽逆半裏上，脈大有力，發熱有汗，下利後重，宜白頭翁湯，苦寒氣味，堅固逆半裏上陰陽氣液，從右內藏，陰得陽舉，則下重止。如便膿血，腹痛後重，身發熱，或不發熱，宜桃花湯，溫土固陽，陽內藏，血液得其陽運，膿血自減，而漸愈。如舌上白苔，後重腹痛，便利有白凍垢，脈小，宜真武湯，增薤白果。如舌上鹹色厚苔，腹痛後重，便利紅白凍垢，宜四逆散，倍白芍，加附子、薤白果。

人身水液失陽氣蒸運，凝滯不行，即成痰飲。飲如凝滯膈上裏，注胃脘之上口，脘口開而不闔，肛口闔而不開，則為膈病。痰飲在胸肋氣道中阻礙呼吸升降，則為欬嗽。在脊背四肢肉中之氣絡則爲流注痰，在腹裏之氣絡中凝滯則爲臌脹，在腸外之氣絡中凝滯則爲痢疾，在腸外裏注大腸之下口肛口開而不闔，脘口闔而不開，則爲之噤口痢。

頭痛說

古人曰頭爲諸陽之首，今時言頭痛皆曰肝風、肝火，所用之方或辛涼、或苦寒、或陰膩等藥，以清其火，殊不知頭部皮膚肌肉筋骨腦髓及血皆是有形陰物，全賴氣府中無形真氣充足，周身通乎百脈。人身一小天地，應天之太陽陽氣運行表裏，流轉一身。人身陽氣由子時左開太陰脾土中陰液，總要先陽外開，陰液水氣也，水不停於右，其陽開於子，則不浮半表下，陽氣不浮半表下，陽氣即能上照頭項經道之陰，頭項經道陰溫氣液流通，自無頭項強痛之苦。陽氣轉運半表上，從午時右闔太陰肺金中清氣，總要先陽外固，水不停於左，其陽闔於午，則不浮半裏上，陽氣不浮半裏上，陽氣即能下照頭額之陰，頭額經道陰溫，無頭額眉稜骨兩太陽穴

太陽頭痛在項

陽明頭痛在額

痛之證，水不停於右則水氣外行腠理溫養肌肉皮毛，水不停於左則水氣內行腠理溫養藏府筋骨，如水不行於左，留於右，不通半表腠理經道，則上證頭項強痛，寒熱不汗，宜麻黃湯，發半裏水氣行半表為汗，水不行於右，留於左，陽浮半裏上，不能下照頭額之陰，則上證頭額痛，嘔吐酸水痰涎等，宜二陳湯加附子生薑治之，又有或汗出毛竅，多太陽經道之陽無陰液內和，而頭項強痛，宜桂枝湯去桂加茯苓白朮湯治之，又有脾土氣實不疏，陽氣至午不降，而頭痛，宜大承氣湯溫多寒少之法治之，又有水停脾土中，子時陽開氣浮半表下頭痛，宜十棗湯，又有頭痛時多汗，手足不畏寒，血阻陽闔頭痛，宜小柴胡湯加桃仁紅花治之，又有陰陽氣液不能上蒸於頭而痛，頭宜四逆湯，又有半裏下陰液素少，陽浮半表上，無陰液和陽闔午而頭痛，宜小柴胡湯，又有半表上氣燥不潤而乾噫，半裏上濁陰上逆，口吐涎沫而頭痛，宜吳茱萸湯，有霍亂水逆半裏，不行半表，渴欲飲水而頭痛，宜五苓散，有霍亂嘔渴中土陰陽氣液不足於

水不行於右留於左，木氣不溫，木曲酸化，以二陳湯加附子生薑溫達木氣以行水，

少陽頭痛在兩太陽穴，俗名太陽心，

上而頭痛宜理中丸作湯服、有寒溼水停頭部中而痛宜細辛末聞之、有產後陽氣浮半表上陰液陽氣少半裏下、面正赤喘而頭痛宜竹葉湯、有陽氣浮半表上水液凝滯頭部肌中流走不定微腫而痛宜逍遙散加防風白芷玉竹川芎半夏治之、有鼻淵頭痛宜辛夷散合二陳湯、加生薑治之、有脾土不溫苦嘔汗出惡風頭痛宜真武湯加半夏治之、有血虛頭痛宜當歸補血湯加鹿茸治之、有痰飲積中阻陽內闔而頭痛宜二陳湯加川芎白芷生薑治之、種種頭痛、若曰肝火肝風投以辛涼苦寒陰膩藥病頭痛者大苦矣、太陽病頭項强痛發熱惡寒無汗服麻黃湯發其汗汗水氣也、半裏肌腠中之水得麻黃湯外達肌表經道陽氣得陰助之頭項强痛自解、

麻黃湯方

麻黃 七分 嫩桂枝尖 三錢 苦杏仁 三錢 炙粉甘草 二錢

頭痛鼻出臭涕、名鼻淵、一名腦寒、此病即寒濕水停頭中失其陽運其水即臭、

水停於左，陽浮半裏上，頭額痛者，或嘔吐酸水粘涎，宜二陳湯加淡附子、生薑。

二陳湯加附子生薑湯方

蘇法半夏三錢　雲茯苓（整塊切極薄片）六錢　上上廣皮二錢　炙粉甘草一錢　淡附片二錢　鮮生薑二片

太陽病頭項强痛，發熱惡風，有汗，服桂枝湯，啜熱稀粥，使汗漐漐，半表下經道之陽得陰液緩之，陽氣闔午，時得陰液固之，頭項强痛自解。

桂枝湯方

嫩桂枝尖三錢　杭白芍（整塊切）三錢　炙粉甘草二錢　鮮生薑三片　大棗二枚

服藥後啜熱稀粥少許。

服桂枝湯，仍頭項强痛，發熱，汗出多，服桂枝去桂加茯苓白朮湯主之。

桂枝去桂加茯苓白朮湯方

雲茯苓（整塊切極薄片）六錢　生甜冬朮（新切）四錢　炙粉甘草一錢　杭白芍（整塊切）三錢　鮮生薑（切）四片　大黑棗（劈開）二枚

此条汗從毛竅出。

太陽經道之陽不得陰緩，故頭項强痛不解。

此条是太陽經道液少。

大便不通每日至巳午時頭痛發熱與大承氣湯溫多寒少之氣味外固其陽內疎土氣土氣疎陽氣降頭痛自愈、

大承氣湯方

生川大黃 酒浸 五 真老山岩厚朴 去外粗皮切片 [illegible] 江枳殼 [illegible] 風化硝 後入煎 [illegible]

每夜至子丑時頭痛胸膈與頭上漐漐汗出此是脾土中停水陽氣先陰泛於左閒其陽則浮半表下、半裏上頭部之陰失太陽陽氣、生溫通之至其時則痛與十棗湯逐脾土停水脾無停水其陽閒則不浮、

漐 音執

平旦晨明也陽氣引達半表、服此方逐半裏脾土停水不傷其陽、故取平旦湛服、

十棗湯方

芫花 四分 甘遂 四分 大戟 四分 大棗 十枚 揀肥而有肉者

右四味水一宮碗入棗合煮使藥之汁入棗中去滓存棗總要明日平旦溫服

頭痛時，身多汗，手足不畏寒，此是氣府中有血阻陽氣，從巳闔午藏那，得鼻衄則愈。如鼻不衄，脈

小柴胡湯加桃仁紅花。

小柴胡湯加桃仁紅花湯方

春柴胡 切片水洗　生黃芩　蘇法半夏　炙粉甘草　桃仁 去皮尖研　杜紅花　真上潞黨參 [illegible]　鮮生薑 [illegible]　大黑棗 劈 二枚

如汗出而又鼻衄，表裏陰陽氣液俱虛，適桂枝湯啜稀熱粥，資助肌中陰液，外和陽氣，去藏於

那，陽氣藏，陰液升，頭痛愈。

病發熱頭痛，脈反沉，宜四逆湯辛甘溫之理，助陰中之陽，蒸陰液上通於頭，頭部之陰得陽氣，

陰液溫通，頭痛自愈。

四逆湯方

炙粉甘草三錢　均乾薑三錢　淡附子三錢

手足應乎表裏，表裏(陽)無陰助，氣液不能薰蒸於表，則兩手不溫；裏陰無陽助，氣液不能薰蒸於裏，則兩足(足)不溫。陽往半表，水逆半裏，陰陽氣液不能交蒸，巳午頭部陰滯，手足厥者頭亦痛，宜四逆湯。如嘔吐，加半夏、茯苓。

傷寒脈弦細、頭痛發熱者，屬少陽。少陽不可發汗，發汗則譫語，與小柴胡湯。弦，數也；細，不足也。陽數半表上，陰液不足半裏下，陰液不足，故不可發汗，如發汗，其陽更浮，故譫語。

小柴胡湯方

春柴胡葉（切片水洗）半　生黃芩半　法半夏（法製）半　真上潞黨參（去蘆切片）三　炙粉甘草半　鮮生薑（切）半　大棗（擘）二枚

乾嘔吐涎沫、頭痛者，吳茱萸湯主之。

乾，燥也。半裏下水氣不能區別半表上，半表上氣燥不潤，則乾嘔；半裏上陰液逆而不降化為涎沫則從口吐。半裏陰逆氣滯不通則頭痛。濁陰逆半裏上。非鹹烈氣味不能衝開。以茱萸大辛大温氣味鹹烈。衝半裏上濁陰使之須臾下降。生薑辛温。化氣横行疏泄土氣温通半裏陰液使之左開。以人參甘寒。大棗甘平味濃汁厚和半表上陽氣使之左闔。

吳茱萸湯方

老吳茱萸 揀去梗 一錢　真上潞黨參 去蘆切片 二錢　鮮生薑 切 四錢　大棗 擘 三枚

霍亂頭痛發熱身疼痛熱多欲飲水者五苓散主之。寒多不用水者理中丸作湯服之。

熱多欲飲水者是陽浮半表陰陷半裏。主五苓散。布半裏水氣從左上達半表。寒多不用水者是半裏陰陽氣液皆虛。主理中丸作湯。温中益液助陽。

五苓散方

結豬苓 四錢　福澤瀉 四錢　雲茯苓 整塊切 質 六錢　生甜冬术 新切 三錢　嫩桂枝尖 三錢

水停頭部失其陽
運大成鼻淵頭痛
流腥涕滿、

溼家病身疼痛發熱面黃而喘頭痛鼻塞而煩病在頭中寒溼故鼻塞內藥鼻中則愈水滯頭中不可服麻黃湯常以細辛末內鼻中或左或右鼻中流水則愈

理中丸 以丸作湯

生甜冬朮新估 三　真上潞黨參新八厘片 三　炒乾薑 三　炙粉甘草 二錢

產後中風發熱面正赤喘而頭痛竹葉湯主之

巳為陽之正陽開半表得陰固之則能回還於巳產後陰虛得陽氣浮半表上半裏上陰

失陰固之回還於巳而發熱陽浮半表上

氣道之面顏應之赤色陽浮半表上裏之陰不能從子左吐其氣上逆於口而喘陽浮半表上無陰內顧於裏頭部之陰失陽氣溫通而痛竹葉湯主之竹葉辛寒葛根甘平人參固大棗甘平多液固陽氣回還於巳防風甘溫培土氣以固其陽陽氣浮上表裏經道不溫以桂枝辛溫通表裏經道之陰陽氣浮上胸膈降令氣滯以桔梗辛溫開提氣滯陽氣浮

上絡道陰滯以生薑辛溫化氣橫行疏通左右絡道之陰陽氣浮上不足於下以附子辛溫溫下焦元氣陽半表上陽得陰固半裏下陰得陽溫陰陽和利表裏嘔者加半夏辛平降半裏上氣逆

竹葉湯方

粉葛根 辛　北防風 苦　甜桔梗 苦　真上潞黨參（敲碎薄片）辛　淡附子片 辛　炙粉甘草 平　嫩桂枝尖 辛　大棗（擘）三枚

鮮生薑（切）平　大竹葉 卅片　嘔者加法半夏（洗）平

陽氣上浮水液凝滯頭部肌肉流走不定而頭痛故巔頂或左或右或中微腫

頭巔頂痛或左右額角痛或痛處微腫或微有寒熱與逍遙散加防風半夏玉竹白芷川芎治之

逍遙散加半夏防風玉竹白芷川芎方

蘇薄荷 平　嫩柴胡（切段炒洗）苦　白當歸 辛　杭白芍（醋炒）辛　川芎 辛　北防風 辛　蘇法半夏 平　雲茯苓（醋炒去皮）平

炙白芷 辛　生冬术 辛　肥玉竹 辛　炙粉甘草 平　鮮生薑（切）平

鼻淵頭痛，鼻竅中出臭涕，辛荑散合二陳湯治之。

此是水氣凝滯頭中，失陽氣溫通，水爲臭涕，從鼻出，頭額痛。

辛荑散合二陳湯方

辛荑 一錢 藁本 一錢 北防風 一錢 升麻 一錢 蘇法半夏 二錢 香白芷 一錢 上廣皮 一錢 雲茯苓 三錢 整塊切

炙甘草 一錢 鮮生薑 二片

血虛頭痛，諸藥不效者，宜當歸補血湯加鹿茸。

當歸補血湯加鹿茸湯方

白當歸 五錢 真鹿茸 一錢 如無鹿茸，即用毛鹿角片 五錢，或壹兩亦可。

此血虛陽少，陰助其陽不能上通頭部。

頭痛苦嘔，汗出惡風，手足少溫，宜真武湯加半夏。

此水飲上逆，肌土中陰液隨陽氣外泄毛竅，服真武湯溫疏脾土，固肌中陰液，內藏其陽。

加半夏辛平降逆上水氣。

水飲積中，阻陽下降，頭痛者，宜二陳湯加白芷川芎生薑。

二陳湯加白芷川芎生薑方

蘇法半夏二錢　雲茯苓（[illegible]）三錢　上廣皮三錢　炙粉甘草一錢　香白芷二錢　川芎三錢　鮮生薑二片

頭眩說

眩字從目從玄，目為陽為火，玄為陰為水，陽開陰濟，則目明而頭不為之眩暈。有嘔吐下後，陰土液虛，陽少陰濟而頭眩，苓桂朮甘湯主之。有汗出毛竅多，陽氣上浮，陰土失溫，其汗不能內收，土濟其陽而頭眩，真武湯主之。有陰液屏蔽半裏，下不能外致半表上，陰陽氣亂表裏，致地氣昏冒其明而頭眩，小柴胡湯主之。有食後胃實，脾土陽氣不疏，水穀之陰不能轉運半表上，以濟其陽而頭痛眩，調中湯主之。有太陽真氣內衰，不足以轉運脾土之陰，關節中陰滯不通而

為之痛陽失陰濟其氣舒而頭為之眩桂枝芍藥知母湯主之有陽氣上浮頭重而眩近效白
朮湯主之有肺痿吐涎沫腥臭脾土不溫陰不上濟而頭眩甘草乾薑湯主之有心下痰飲陰
不上濟而頭眩苓桂朮甘湯主之有心下支飲支分也脾土之陰不能分佈半表外濟其陽致
苦冒而頭眩澤朮湯主之有水逆半裏上嘔吐心下痞膈間水眩悸者小半夏加茯苓湯主之
有瘦人臍下悸者吐涎沫而巔眩者此水也五苓散主之有妊娠水氣身重小便不利洒淅惡寒
起則頭眩葵子湯主之有脾土不疏其陽上浮無陰靜之其頭眩時身ナ若舉空中旋轉如風
車然調中湯主之兼服黑錫丹

陽氣闗乞浮半裏上
不藏於卯謂之傷寒

傷寒若吐若下後心下逆滿氣上衝胸起則頭眩茯苓桂枝白朮甘草湯主之
陰得陽則生陽不藏酉陽逆半裏上脾土陰液不生陽無陰和而頭為之眩亂陽不藏酉以
茯苓甘淡桂枝辛溫通半裏下經道之陰以苓朮甘溫多液甘草味濃氣厚緩半裏上陽

氣內藏、

茯苓桂枝白朮甘草湯方

雲茯苓（整塊切）[illegible] 嫩桂枝尖 [illegible] 生冬朮（炒切）[illegible] 炙甘草 [illegible]

汗出毛竅多身溫熱心下悸頭眩身瞤動真武湯主之、腠理中陰液陽氣外泄脾土失溫以附子茯苓生薑白芍溫疏土氣內行其水以冬朮多液助土中之陰外緩其陽。

瞤音純

真武湯方

生冬朮（炒切）[illegible] 淡附子片 [illegible] 杭白芍（整塊切）[illegible] 雲茯苓（整塊切帶皮）[illegible] 鮮生薑（切）[illegible]

太陽與少陽併病頭項痛或眩冒時如結胸心下痞鞕當樞轉少陽慎不可發汗發汗則譫語宜小柴胡湯、

鞕即硬字

陰字當低兩字

「陰液屏蔽半裏，不能外致半表上，陰陽氣亂表裏，地氣昏冒其明。以黨參大棗甘草味濃之藥益液濟半表上陽氣，以柴胡黄芩半夏苦平淡寒之藥固陽氣從午右闔，以生薑辛溫氣味開通腠理水氣，天氣清降，地氣溫升，陰陽自和，利表裏。

小柴胡湯方

春柴胡（白水洗）丹　生黄芩 半　法半夏（法透）日　真上潞黨參（新打泡）二　炙粉甘草 日　鮮生薑 日　大棗 二枚

陽明病脈遲，食難用飽，飽則微煩，頭眩，神倦，調中湯主之。

頭為清陽之所，賴水穀之陰精上濟為之清。食後胃實，脾土之氣不疏，水穀之陰精不能轉運半表上以濟其陽，而頭為之眩暈，精神為之倦怠。以砂仁厚朴附子乾薑溫疏土氣，以冬朮甘草味厚汁濃固旋上之陽，以茯苓澤瀉淡通輸轉在下之陰，上濟其陽，以半夏辛平降逆上之水，以和其陽。

自製調中湯 勿謂此方分両太諸藥和平少用無力

生冬朮米泔 四 真老山參去外粗皮切片 四 雲茯苓蓋乳汁拌蒸 四 炮乾薑 三 炙甘草蜜炙 三 福澤瀉 四 蘇法夏 四 縮砂仁 三

淡附片 四 萊菔子 四

下利頭眩巔重時時自冒者死。

陽得陰則靜而不亂，陽失陰氣靜固而頭為之眩亂。陰得陽則輕而不重，陽開氣浮巔之頂。陰失其陽運則重而不輕。時時自覺有物覆其首，如是在下之陰無陽上舉，在上之陽無陰內固，陰陽氣液不治，子午者死。

肢節疼痛，身體瘦弱，腳腫如脫，頭眩短氣，桂枝芍藥知母湯主之。

此太陽大氣內衰，不足以溫通脾土之陰，其腳腫若肉離骨也。陽氣轉運卒表，上失陰清之而眩亂，失陰助之而氣短。以桂枝生薑辛甘溫氣味通骨節之陰，以甘草冬朮味厚汁濃固浮上之陽，以知母白芍苦寒固陽於裏，相生左右之陰陽，以麻黄附子防風溫通在下之水氣，開發腠理。

桂枝芍藥知母湯方

嫩桂枝尖二錢　杭白芍（醋炒）三錢　炙甘草一錢五分　麻黄三錢　淡附子三錢　肥知母四錢　生冬朮（土炒）四錢　北防風四錢　鮮生薑錢

風虛頭重眩苦不知食味，煖肌補中益精氣，近效白朮湯。

風，陽氣也。陽得陰不虛半表，陰得陽不虛半裏。陽氣生浮半表上，不得半裏下陰土之陰和陽闔午，其陽氣虛於上，故曰風虛。陽氣生浮半表上頭部之陰，失陽舉之運動而重，失陰濟之而眩，曰頭重苦眩。食入於陰，長氣於陽，陽氣浮半表上，脾土中陽失，即不知味，曰不知食味。以冬朮甘草大棗味厚汁濃益陰液，生固其陽，以附子生薑溫煖土氣。

近效白朮湯方

生冬朮(麩炒)一兩 淡附子片二錢 炙粉甘草一錢 鮮生薑(切)三錢 大棗(擘)二枚

肺痿吐腥臭涎沫頭眩此名肺中寒甘草乾薑湯主之、

甘草味甘乾薑氣熱甘屬土熱屬火火土相生則金氣溫陰液行、

甘草乾薑湯方

炙粉甘草二錢 炮乾薑二錢

心下有痰飲胸脇支滿目眩苓桂朮甘湯、 苓桂朮甘湯即上條茯苓桂枝白朮甘草湯方

心下脾土也支分也陽氣上開於目得陰濟之頭目不眩脾土有痰飲其陰不左開胸脇之陰不能分運半表而作悶半表之陽失陰濟之而頭目眩亂

心下有支飲其人苦冒眩澤朮湯主之、

脾土有飲陰偏處其人半裏之陰不能外致半表患地氣昏冒其明如有物蔽於前而頭目眩亂也以澤瀉甘寒白朮甘溫輸轉在下水氣外致半表以濟其陽

澤朮湯

福澤瀉 半　生甜冬朮 補炒 主

卒嘔吐心下痞膈間水眩悸者小半夏加茯苓湯主之

水氣逆半裏上暴嘔吐曰卒嘔吐脾土之陰失陽氣左運曰心下痞膈間半裏上也半裏上水氣不降半表上陽失陰固而頭目眩亂心悸以半夏降逆上之水以茯苓通在下之陰以生薑溫運表裏水氣

小半夏加茯苓湯方

蘇法半夏 四　雲茯苓 半　鮮生薑 片 四半

瘦人臍下悸吐涎而巓眩此水也五苓散主之

臍下半裏下也陽浮半表上半裏水停陽虛半裏下脾土而悸水氣不從子左吐逆半裏上從口而吐涎陽浮半表上無陰土濟而巓眩此水居氣半裏下不能達半表上以五苓散輸轉中土水氣上至巓頂

五苓散方 見上頭痛門

妊娠有水氣身重小使不利洒淅惡寒起即頭眩葵子茯苓散主之

水藏土中得陽氣循經道從子左開從午右闔水氣滑利表裏其身輕而不重陰土中水氣失子左午右開闔之陽滑利表裏其身重而不輕曰妊娠有水氣身重水氣不利半表為汗又不下利為尿水氣盛於裏毫毛為之洒淅惡寒曰小便不利洒淅惡寒卧則氣下立則氣上在下之水氣不生舉於立時在上陽氣無陰靜之則頭為之眩亂曰起即頭眩葵子

茯苓散主之爾雅翼云天有十日葵與始終故葵從癸說文葵衛也葵葉向日不令照其根揆葵葉向陽衛陰之意重用葵子甘寒氣味向陽衛陰滑利陰土水氣茯苓甘淡內通陰土之陰

葵子茯苓散方

葵子即葵花種非冬葵子

葵子二兩　雲茯苓堅乳以塊者一兩

右二味杵為散煎服小便利則愈

欬嗽說

欬字象形亥水欠藏嗽字象形氣束於中不能下降反逆半裏上從口外吹氣束於中不能下降之所以然者是陽氣浮外不藏於內氣管中陰液亦隨陽氣浮外也氣管中陰液已得浮上之陽爍則為厚痰未得浮上之陽爍則為稀痰稀痰為飲痰飲聚氣管中其氣呼吸升降則為之阻礙氣束不利而欬嗽生焉醫林改錯中云出氣入氣吐痰吐飲唾津流涎與肺毫無干涉

肺管之後胃管之前左右四處有氣管兩根其粗如筯上只在會厭之下左曰左氣門右曰右氣門痰飲津液皆由此氣管而出著書立說諸名家誤以欬嗽哮喘為肺病錯矣如陽浮半裏上痰飲留氣管中其欬在下半日甚寒熱亦在下半日以小青龍湯治氣管水氣不下降左行陽藏水行痰飲吐出其欬即愈如欬而身熱有汗心煩氣喘小青龍湯加石膏治之在上半夜欬甚或發熱兩足少溫真武湯去生薑加五味子乾薑細辛復天一始生之真元加五味子乾薑酸溫氣味斂陽氣歸於子中以細辛辛溫通幽微處水氣陽從子水中上起氣道中津液流通其欬即愈舌上有苔厚膩碱色下半夜欬甚以四逆散疏通土氣治少陰樞開加五味子乾薑酸溫氣味斂陽氣歸根令表裏陰陽氣和津液流通其欬即愈如水液下利心煩不眠欬而嘔渴此陽氣至午時陽極半表上陽失陰濟氣道不潤致心煩欬嘔不眠以猪苓湯治半裏水液運行半表上以和其陽猪苓茯苓氣平味甘甘稟地氣平稟天氣象地天氣交之義滑石甘

寒體重能滑利半裏下陰土氣滯澤瀉甘寒氣輕形圓一莖直上啟澤中水陰之精氣生滋其
陽人身經脈象地之百川人身血液象地之水以阿膠氣味甘平與血脈相宜益土之津液固
半表上陽浮如欬逆無寒熱之苦舌淡白苔中有水斑二陳湯加五味子乾薑紫菀茸款冬花
治之脇疼加白芥子口乾加天花粉欬逆多畏寒此水氣拒於裏宜十棗湯欬煩胸中痛宜十
棗湯欬逆倚息不得臥小青龍湯主之欬而生氣喉中水雞聲射干麻黃湯主之欬水久藏因
半表上陽浮不闔於午曰欬而生氣水為陰陽與陰相激半表半裏上氣道之間呼吸作聲如
水雞聲曰喉中水雞聲射干麻黃湯主之水之陰干礙氣道阻陽闔午以射干苦寒氣味固陽
闔午開半裏氣道之陰以麻黃苦溫細辛辛溫運肌土絡中水氣生薑辛溫化氣橫行通表裏
絡道之陰半夏辛平降半裏上水逆氣結紫菀苦溫款冬花辛溫溫肺脾之陰陽與陰相激半
表半裏上陰土中液少以大棗甘平多汁助土之液配內藏之陽五味子酸溫斂陽氣藏於土

中復於己使五行氣味轉運表裏不失生生氣化之機、欬而生氣、其人喘目如脫狀脈浮大者、此爲肺脹越婢加半夏湯主之、脈道中陽氣浮半表上不能從午右闔、則卑下之陰不從子左開、取麻黃苦溫氣、味越卑下之陰外開半表以和其陽、取石膏辛寒氣味固尊上之陽內闔半裏以溫其陰、取生薑辛溫化氣橫行疏泄表裏土氣、加半夏辛平氣味降半裏上水逆氣結、陽浮半表上土味陰液不足表裏取大棗甘草味厚汁濃益表裏土氣陰液和陽氣藏於土中轉運左右上下不息、火逆上氣咽喉不利止逆下氣麥門冬湯主之、陽逆半表上無陰土陰液固陽闔己謂之火逆、咽因地液溫通、喉候天氣清降火逆半表上地液不能溫通於咽、天氣不能清降於喉、喉中如烟嗆、故咽喉不利、止半表上火逆下降其氣法以麥門冬甘平多液、人參甘寒多液之味益半表上胃土陰液固陽闔午、以甘草粳米大棗味厚汁濃培陰土陰液配內藏之陽、以半夏辛平散結降其氣逆、

小青龍湯方

蘇法夏四錢　均乾薑二錢　北五味子五分　麻黃二錢　嫩桂枝尖四錢　杭白芍整乾切四錢　北細辛二　炙粉甘草二

如心煩欬嗽氣喘加生石膏六錢一

真武湯加五味子乾薑細辛方去生薑

生冬朮土切三錢　淡附子四錢　杭白芍整乾切三錢　均乾薑三錢　雲茯苓整乾切六錢　北五味子五分　北細辛三錢

四逆散加五味子乾薑方

春柴胡白切水洗八錢　杭白芍整乾切三錢　江枳殼三錢　炙粉甘草三錢　北五味子五分　均乾薑三錢

小柴胡湯去參棗加乾薑五味子方

春柴胡白切水洗丹　黃芩四錢　法半夏法製四錢　炙粉甘草三錢　北五味子五分　均乾薑三錢

豬苓湯方

結猪苓 四錢 雲茯苓（秋石水拌炒）六錢 福澤瀉 四錢 飛滑石 四錢 杜阿膠 三錢（入百沸湯一大盃隔水煮化候藥煎好去滓入藥汁中再煮七八沸）

二陳湯加五味子乾薑紫菀款冬花方

法半夏（法製）四錢 雲茯苓（秋石水拌炒）六錢 上廣皮 二錢 炙粉甘草 一錢 紫菀茸 二錢 款冬花 一錢 北五味子 五分 均乾薑 一錢

十棗湯方見前懸飲痛門

射干麻黄湯方

射干 三錢 麻黄 二錢 北五味子 三錢 北細辛 二錢 款冬花 三錢 紫菀茸 三錢 法半夏（法製）二錢 大棗 三枚 鮮生薑（切）三錢

越婢加半夏湯方

生石膏（打碎同麻黄先煎）八錢 麻黄 二錢 法半夏（法製）四錢 炙粉甘草 一錢 鮮生薑（切）二錢 大棗（擘）二枚

麥門冬湯方

麥門冬　法半夏　真上黨人參　炙粉甘草　粳米　大棗擘三枚

肺癰說

肺癰病非肺臟為病也，肺主天氣，脾主地氣，人身肌肉屬土，水液藏於中，得太陽大氣轉運循氣管肌腠，左右升降，如環無端，其陽氣得天之金氣外固，藏裏水液流轉周身不息，陽氣水液左升右降。癰者，壅也，或外受風之涼氣，肌表氣肅，人身陽氣外浮，水液留半裏上氣管中壅塞不降，致傷風欬嗽寒熱，醫不知陽氣外浮，水液留半裏上氣管中，見有寒熱，用發散藥以解之，不知發散二字之講解，發是由內發外也，散是布散腠理中水氣也，水氣留於肌腠，毛竅閉塞不開，仲聖以麻黃湯開發腠理之汗，發揚水氣布於表裏，無使水氣停留身中，若不知其理，祇曰我用紫蘇飲、杏蘇散、人參敗毒散等發散過了，伊病不解，非我用藥不周也。嗟乎！不思求經旨古訓，凡腠理水閉，非麻黃湯不解，氣管中水氣壅塞欬嗽，非小青龍湯不解，脾土中陽土非真武湯而逆湯不解，水氣偏盛於裏表而畏寒，非十棗湯不解，若紫蘇飲、杏蘇散、人參敗毒散等何能解之。又云古方非加減不能治今病，又藉古人有云譬如拆卸舊房重新砌造，不經匠人之手焉能如舊，既曰如舊非再用斧鑿重新做過也。見病者吐臭痰，又云寒伏化火，此肺火太重，其痰日被火燒而作痛臭，殊不知痰臭乃無火也。試買豬肉兩塊，取一塊入釜中終日煮之，一塊不煮，請以鼻聞，終日有火煮者臭乎，無火煮者臭乎，察乎此則知人之痰飲作臭之原也。思肺癰病皆是始由傷風欬嗽起，痰水不行，再誤用涼劑，日清肺火，病家聞說有火，求諸涼物，聽病者食之，不知人身陽氣愈食涼物而陽愈浮，其痰水愈聚，痰水無陽氣運行，痰水愈臭，臭痰日聚，絡中之血亦聚，胸右氣滯作痛，不能右臥，口不能合，又不能開，合則氣悶欲喘，開則口乾燥欬，乾不渴飲，所欬之痰形如米粥，或如蚌腴，夾血或不夾血，腥臭異常，脈象數而實，是陽氣有餘於表，臭痰拒半裏上，燥欬為肺癰；數而虛，是陽氣不足於裏，臭飲拒半裏上，欬少白吐臭沫為痿癰與痿二病也，以脈之數實數虛，其痰其沫分之，痿病原委再贅於後。

欬而胸滿振寒，脈數，咽乾不渴，時出濁唾腥臭，久久吐膿如米粥者，為肺癰，桔梗湯主之。

胸，半裏上也。振，發也。半裏上水液失其陽運，阻礙氣道，欬逆胸悶發寒，曰欬而胸滿振寒。數，陽失陰和也。欬，水欠藏，半表上脈道中陽無陰和而數，曰脈數。咽因地液上潤，欬，水欠藏，無地之陰液從左上潤於咽，故咽乾。半裏上陰失陽化，故不渴。半裏上陰失陽運而濁化，時吐濁涎腥沫。陽氣久浮半表上，不闔於午，陰液久居半裏上，不開於子，其液化濁如米粥稠黏者，天氣為之壅塞不降，以桔梗味辛氣溫，開半裏上天氣壅塞，陽氣久浮半表上，無土中陰液和之固之，以甘草極甘氣味，助半表上土氣固陽闔午，運半裏上濁陰，濁陰得其陽運，如米粥之痰，則從口吐出也。

桔梗湯方

甘桔梗半 生粉甘草兩

欬逆上氣時吐濁沫但坐不得眠皂莢丸主之、

亥水之陰逆半裏上阻陽氣闔午其水失其陽運而化濁、時時口吐濁沫、濁沫逆半裏上陽逆半表上但坐不得卧、目不得合、皂莢辛溫性急散氣道中濁沫、陽逆半表上脾土陰液不生胃土陰液漸少無陰和陽飲以棗膏助胃土陰液固其陽也、

皂莢丸方

皂莢 刮去皮酥炙

右一味末之蜜丸梧子大以棗膏和湯服三丸、日三服夜一服、

肺癰喘不得卧、葶藶大棗瀉肺湯主之、

天氣壅塞不右降、脾土水氣不左行、表裏氣道燥而不潤、其氣喘從口出而喘、不得暇息、

葶藶實成熟夏氣味甘寒滑潤能入土中通利水道氣滯天氣壅塞不右降脾土水氣不左行表裏氣道燥而不潤以大棗汁濃味厚固陽氣回還表裏

葶藶大棗湯方

甜葶藶子四錢　大黑棗擘四枚

小青龍湯亦能治濁痰帶血　方見欬嗽門

二陳湯加乾薑五味子紫菀款冬花亦能治濁痰帶血胸右肋疼加白芥子

甘草乾薑湯亦能治濁痰帶血

肺痿說

痿從萎隨也萎也人身陰液隨陽氣運行表裏肌體充壯形色不萎如陽浮半表上失陰助之其陽則衰而不壯其脈數而虛陰居半裏下失陽溫之其陰則滯而不行半表上陽失陰助天

之金氣不溫。經曰肺中冷。半裏下陰失陽運水液滯而不行留半裏上化濁白吐臭沫如斯形證表陽日失陰助裏陰日失陽生形體日見萎敗。此名肺萎。非肺藏枯萎也。痿有乾痿濕痿之分。乾痿咽中氣土如烟嗆口吐白沫微腥不臭舌少津潤思飲。此病脾土液少以麥門冬湯竹葉石膏湯益液助陽。濕痿咽中不烟嗆口吐白沫而臭舌上多水狀不思飲。以甘草乾薑湯溫土藏陽。又有脾土實而不踈面色黃而形痿口吐涎唾不腥不臭以調中湯踈脾之實生表裏陰陽。

麥門冬湯方

杭麥冬（原乾不去心）[illegible]　蘇法半夏 [illegible]　真上潞黨參（新紗濾口）三錢　炙粉甘草 二錢　粳米（入豆）[illegible]　大南棗（劈）二枚

竹葉石膏湯方

大竹葉（水洗）二十片　生石膏（打碎入豆）[illegible]　蘇法半夏 三錢　杭麥冬（原乾不去心）[illegible]　真上潞黨參（新紗濾口）[illegible]　炙粉甘草 一錢　粳米 [illegible]

甘草甘薑湯方

炙粉甘艸二　炮乾薑二

自製調中湯 見頭眩門

胃痛說

古有九種心痛治法各別竊思人之心藏屬火火能生土火為陽土為陰水藏土中得陽氣轉運表裏外為汗液潤澤皮毛內為陰液疏通九竅筋骨關節一有所滯則痛心居身之中因在中而痛即云心痛亦云中脘痛又云胃痛今先指中脘痛而辨之痛不通也凡水之所滯不通則痛陽氣散漫不聚則痛瘀血滯而不行則痛中虛胃痛蟲痛吐蚘諸痛條列於左

一水留於中木氣不能左達則水停而化酸其痛甚時則嘔酸水以二陳湯加枳殼附子生薑溫疏土氣以行水

一胃痛心煩夜不得寐以溫膽湯加附子。
一陰土中陽衰水氣不行痛甚時嘔冷水以二陳湯加吳茱萸黨參附子生薑。
一胃痛不嘔酸水冷水其痛在中八午尤甚此營血內運而中土氣滯不通則痛以丹參飲通血中氣滯陽氣陰血內達其痛即止如服此湯痛不能解以香附良薑散通土之陰滯。
一陽氣散漫不聚於中心中慌慌無主而痛以百合湯斂其氣而通其滯。
一胃痛如刺手不可按此瘀血滯而痛以失笑散破其瘀血滯。
一胃痛脈實口渴面赤身熱便秘或作或止以金鈴子散破其血結。
一胃痛脈虛細小喜食甜味此中土虛痛以小建中湯土氣得培其痛即止。
一陽浮半表上發熱心中結痛以梔子豉湯固陽關氣以起陰液外達於表陰陽和利表裏其痛即止。

一蟲痛吐蚘，服烏梅丸，以丸作湯煎服。

一胃痺不得臥，心痛徹背者，括蔞薤白半夏湯主之。

一心痛徹背，背痛徹心，烏頭赤石脂丸主之。

一心胃大寒痛，嘔不能飲食，腹中滿，上衝皮起，出見有頭足，上下痛而不可觸近者，大建中湯主之。

二陳湯加枳殼附子生薑湯方

蘇法半夏 二錢　雲茯苓（整乾切） 三錢　炙粉甘草 五分　江枳殼 一錢　上上廣皮 一錢　淡附子 二錢　鮮生薑（切） 二錢

溫膽湯加附子方

法半夏 二錢　雲茯苓（整乾切） 三錢　上廣皮 一錢　炙粉甘草 五分　江枳殼 一錢　淡附子 三錢　鮮竹茹（去肩） 三錢　鮮生薑（炒） 二錢

二陳湯加吳茱萸黨參附子生薑方

丹參飲方

法半夏（生透）四錢　雲茯苓（猪乳拌）三錢　上廣皮　一錢　炙粉甘草　八分　老吳茱萸（揀去梗）五分　真上潞黨參（新米拌炒）三錢　淡附子　一錢　鮮生薑（片）三片

紫丹參　一兩　縮砂仁　一錢　上上白檀香　五分

香附良薑散方

製香附（醋炒七次）一兩　高良薑（酒炒七次）一兩

右二味炒研細末，分兩次以厚朴飲汁調服。

百合湯方　此方是陳修園先生在海上得來

川百合　一兩　天台烏藥　三錢

失笑散方

生蒲黃　三錢　五靈脂　三錢　白酒（入煎）一大盃

金鈴子散方

金鈴子 三錢 延胡索 二錢 白酒 入煎 一大盞

小建中湯方

嫩桂枝尖 三錢 杭白芍 酒炒 錢半 炙甘草 一錢 飴糖 後入一匙 錢半 鮮生姜 切 八分 大棗 擘 二枚

此方當從梔子豉湯方內

烏梅丸方 作湯煎服

大烏梅 二枚 川黃連 一錢 八分 川黃柏 八分 白歸身 八分 北細辛 六分 真上潞黨參 錢半 淡附子片 五分 嫩桂枝尖 五分

炮乾姜 三分 花椒 十二粒

此方當從烏梅丸方內

梔子豉湯方

生山梔仁 錢半 香豆豉 六分

栝蔞薤白半夏湯方

括蔞實 唐心 取頭全括蔞 半 鮮薤白 半 蘇赤薑 二分 白酒 一大盃

烏頭赤石脂丸方 愚照方不用烏頭加附子半

炮附子片 分 蜀椒 分 均乾薑 分 赤石脂 分

右四味末之蜜丸如梧子大先食服三十丸日三服不知服六十丸開水送下

大建中湯方

蜀椒 二分 均乾薑 三分 真上潞黨參 二分 飴糖 八分

脅痛說

脇下謂之脅屬少陽經部署左主開右主闔少陽闔而左脅痛此液少樞滯外證口苦咽乾目眩小柴胡湯加全括蔞紅花痰飲阻滯作痛其痛不刺小柴胡湯加括蔞白芥子血阻滯作痛其痛如刺小柴胡湯加桃仁紅花脾土板實不疏阻陽內闔外證舌上膩苔厚膩脅痛小柴胡

湯去參加枳殼栝蔞白芥子。脾土陽虛陽從乎左開順利半表為之難，兩脅樞機氣滯不通而痛、外證神色萎頓、畏寒、主真武湯、四逆湯、附子湯、右脅痛脹滿不食主推氣散。脅下偏痛發熱、脈緊此寒水凝結也。以溫藥下之宜大黃附子湯。陰氣盛於裏陽氣不來復腹中陰失陽通而痛、陰土血液非陽不生非陽不利、陽氣不來復腹中陰土中血液不足不利裏陰氣迫腹痛兼脇以當歸生薑羊肉湯。

小柴胡湯加栝蔞紅花方

嫩柴胡葉（細切水洗）錢半　黃芩 錢　法半夏（法製）錢半　炙粉甘艸 分　上濂黨參（切片蒸）三錢　全栝蔞（去心）錢半　紅花 五分　鮮生薑 二片　大棗 二枚

痰飲滯脇下痛小柴胡湯加　全栝蔞 錢半　白芥子 二錢

血阻脇作痛小柴胡湯加　桃仁（去皮尖）錢　紅花 二錢

脾土板實脇痛小柴胡湯去參加 江枳殼 三錢 全栝蔞(研) 錢半 白芥子 三錢

脾土陽虛脇痛主真武湯、四逆湯、附子湯、

真武湯方

生冬朮(土炒) 三錢 淡附子 四錢 雲茯苓 錢半 杭白芍 三錢 鮮生薑 四錢

四逆湯方

炙甘草 三錢 均乾薑 三錢 淡附子 半

附子湯方

淡附子 四錢 雲茯苓 錢半 真上潞黨參 四錢 生冬朮 三錢 杭白芍 三錢

右脇痛脹滿不能食、主推氣散、

推氣散方

炮薑黄 二錢 江枳殼 二錢 上肉桂心 去外粗皮勾片 二錢 炙粉甘草 一錢

右四味爲末每服二錢加生薑一片大棗一枚煎湯服、

脅下偏痛發熱脉緊大黄附子湯、

大黄附子湯方

生川大黄 二錢 淡附子 五分 北細辛 一錢

陰土血液不足於裏腹痛及脅當歸生薑羊肉湯、

當歸生薑羊肉湯方

白當归 五分 鮮生薑 七分 精羊肉 一兩

痛而多嘔加上廣皮 五分 生薑再加 一錢

腹痛説

腹復也、腹亦謂之肚、肚吐也、臍上為大腹、臍下為小腹、腹兩旁為少腹、陽氣來復大腹中土氣濕陰液自生、陽氣來復小腹三陰氣利土中陰液從子如左吐、無大小腹痛之患、陽氣不來復腹中土中陽少陰滯而腹痛、或土氣板實腹痛、或土氣板實大便不通腹痛、或土氣空虛腹痛、或土中液少氣滯腹痛、或土(中)血少氣滯腹痛、或土中陰盛四肢逆冷腹痛、或臍兩旁氣滯不通四肢不濕肌細腹痛、或瘀血内滯腹痛、

一大腹痛甚(痛)或嘔、此陽氣不來復於腹土中陽少氣滯、小柴胡湯去黄芩倍加白芍、取白芍苦平氣味直泄中土氣滯和陽氣來復於腹土、

小柴胡湯去黄芩加白芍方

春柴胡 丹　杭白芍 半　法半夏(水洗) 二　真上潞黨參 三　炙粉甘草 二　鮮生薑 半　大棗 二枚

如舌上有膩苔腹疼且脹加　江枳殼 一　上廣皮 一

土氣板實腹痛拒按，舌上鹹苔色厚，大柴胡湯加大黄。

大柴胡湯加大黄方

春柴胡（[illegible]）二錢　黄芩一錢　法半夏（法製）錢半　杭白芍（[illegible]炒）二錢　江枳殼一錢　生川大黄（後入）三錢　鮮生姜（一片切）錢半　大棗（擘）二枚

腹痛大便閉者，厚朴三物湯。仲聖《金匱》原文云：痛而閉者，厚朴三物湯主之。

厚朴三物湯方

真老山厚朴（姜汁拌炒六分）二錢　生川大黄二錢　江枳殼二錢

土氣空虛腹痛，小建中湯。

小建中湯方

嫩桂枝尖二錢　杭白芍（[illegible]炒）錢半　炙粉甘草五分　鮮生姜（切）二錢　大棗（擘）二枚　飴糖[illegible]

中土不濕，液少氣滯，腹痛雷鳴，胸脇逆滿，嘔吐，附子粳米湯，亦治瘦人繞臍腹痛。

附子粳米湯方 仲聖金匱云：腹中寒氣雷鳴切痛、胸脇逆滿嘔吐，附子粳米湯主之、

淡附子片 八分 蘇法夏 一錢半 炙粉甘草 五分 粳米 一撮 大棗 劈 二枚

一小腹痛，轉手足不仁，身疼痛，抵當烏頭桂枝湯、

抵當烏頭桂枝湯方 原方烏頭五枚，烏頭難辦，以附子代之、

淡附子片 一錢 入蜂蜜三錢，和水兩宮碗半，先煎一候十沸，再入后藥、

嫩桂枝 六分 杭白芍 酒炒 一錢半 炙粉甘草 五分 鮮生姜 切 一錢 大棗 劈 二枚

一小腹痛，主中血液不足，當归生姜羊肉湯、方載脅痛門

一小腹痛，水氣不行，小便不利，真武湯、痛而且脹，加縮砂仁、

真武湯方

生冬朮 炒 三錢 淡附子 一錢 雲茯苓 三錢 杭白芍 酒炒 二錢 鮮生姜 三錢

腹痛且脹加縮砂仁三分、

一小腹痛通脉四逆湯加白芍、

通脉四逆湯加白芍方

炙粉甘艸　均乾薑　淡附子　杭白芍（酒炒）

如小腹痛嘔吐清水冷涎加法半夏（洗透）　雲茯苓　鮮生姜

一臍旁左右痛四肢不溫脉細是脾腎二陰氣滯以當歸四逆湯加吳萸生姜清酒。

當歸四逆湯加吳茱萸生薑清酒方

白當歸　嫩桂枝尖　杭白芍（酒炒）　北細辛　炙粉甘艸　木通　老吳茱萸（揀去梗）　鮮生姜（切）

清酒二盃　大棗四枚

小腹血瘀腹痛拒按甚則如刺少腹逐瘀湯。

少腹逐瘀湯方

白當归三 杭白芍（醋乳炒）三 川芎三 沒藥二 五靈脂（微炒）三 蒲黃三 均乾薑二 小茴香一

上肉桂二 元胡索二

少腹血滯經至少腹脹痛、

小產後血瘀子宮少腹脹痛、

血瘀子宮三月必小產俱用少腹逐瘀湯方、

肩臂痛或兩腿痛說

肩臂痛有氣虛不能運動肩臂之陰其痛若麻若痠若脹或引至指頭痛處畏風畏寒喜溫主黃耆五物湯去白芍加附子有痰飲流入四肢令人肩臂痠痛兩手罷軟皮肉或腫或不腫喜溫惡冷主黃耆五物湯去白芍加白芥子半夏茯苓兼服茯苓丸間服控涎丹、

罷音皮与疲同

黃耆五物湯去白芍加淡附子方

嫩桂枝八分　生炙黃耆各錢半　淡附子片八分　鮮生薑八分　大棗四枚

右五味用水四宮碗煮二碗去滓分溫兩服如畏分兩大減半用之水亦減半

氣虛有痰飲流入肢臂痛而不能舉者加白芥子一錢法半夏二錢雲茯苓三錢

痰飲流入四肢令人肩臂痠痛兩手罷軟或兩足一足痠痛以茯苓丸指迷方。

茯苓丸指迷方

蘇法半夏二兩　雲茯苓一兩　壁土炒乾烘研　江枳殼半兩　炒　風化硝二錢

右四味研細末薑汁糊丸如小梧子大每服一錢五分生薑湯下半夏辛平降半裏上水氣茯苓甘淡通土中水氣枳殼苦溫與香形圓化陰土之濁圓轉土氣升降。風化硝鹹寒能軟堅結之痰生薑辛溫化氣橫行痰行氣通臂痛自止矣。

控涎丹 一名妙應丸

甘遂 大戟 白芥子 各等分

右三味研極細末，米食麵糊丸，如梧子大，臨卧時服五七丸至十丸，生薑湯下。

水液流行，隨陽氣轉運周身，一遇陽氣不足，水液則停而為涎飲，涎為陰物，流於兩間。陰氣重半裏上，陰失陽明則病顛；陽氣重半表上，陽失陰明則病狂。入氣道則病欬喘背冷，入經絡則麻痺疼痛，入筋骨則牽引釣痛，入皮肉則瘰癧癰腫，並以控涎丹主之，殊有奇效。此乃治痰之本，痰之本水也、濕也，得陽氣煉之則結為痰。大戟苦寒，氣銳能直達病所；甘遂甘平，直達水氣所結之處以攻其決；白芥子辛溫，能散皮裏膜外痰氣，惟善用者能取其功也。

歷節風說

歷，謂徧及之也。風，陽氣也。水液藏肌土中，得太陽大氣蒸運，流通表裏骨節，其汗外達毛竅，不黃。病陽氣浮外，肌土中水液失其流通，其汗出色黃，曰黃汗。出黃汗徧及節中，不外出毛竅，則為歷節風，肢節腫疼，不能屈伸，日輕夜重，宜烏頭湯。

烏頭湯

麻黃 三錢　杭白芍 炒乾切 三錢　生大有黃耆 炒切 二錢　炙粉甘草 一錢　烏頭 二錢 以蜜六錢和水一宮碗半，煮取一碗，即出烏頭

右四味，以水內宮碗，煮取一碗，去滓，內蜜煎中，和勻，更煎之，取一宮碗半，先服一半。逾時，炖溫再服。

純黑為烏，黑，水色也。頭，陽也，象陽氣從水中生，此烏頭命名之義也。烏頭氣味較附子辛熱尤甚，原方用五枚，㕮咀，以蜜二升，煎取一升，即出烏頭。烏頭之陽性急，蜜味

之甘而陰性緩，取烏頭之汁入蜜中，象陽氣從水中生，緩緩行於土中也。陰氣偏及節中，故用五枚之多。麻黃苦溫，開腠理肢節之陰。芍藥苦平，直泄疏泄半裏下土氣。黃耆甘溫，培表裏土氣。甘草甘平，固陽氣，還半裏下，溫生其陰。服藥後疼痛不解，日服一劑。痛解腫消勿服。

尫烏光切
同尢音注

諸肢節疼痛，身體尫(音)羸，脚腫如脫，頭眩短氣，溫溫欲吐，桂枝芍藥知母湯主之。

諸，於也。肢節內應脾土。尫(音)羸，瘦弱也。人身肌肉屬土，土之陰得太陽大氣轉運表裏，生化不息，則肌肉日豐。於陽氣不能內運脾土之陰，陰氣閉塞成冬，則疼痛。土之陰失陽氣轉運表裏，生化有虧，則肌肉日瘦，曰諸肢節疼痛，身體尫(音)羸。脫，離也。腫，從肉，从重，屬肉土，土之氣重則壅，壅則腫。壅之所以然者，是太陽大氣不足以轉運脾土之陰，其脚腫若肉離骨也，曰脚腫如脫。眩，亂也。半表上陽得陰清，頭不眩亂，半表上陽得陰助其氣不短。陰居半裏下，失陽氣轉運半表上，以清其陽。陽居半表上，失陰助之，則頭眩氣短，曰頭眩氣短。溫溫，陽氣也，欲之為言續也。半裏下脾土之陰，失陽氣溫溫接續從子，生吐，曰溫溫欲吐。主桂枝芍藥知母湯。肢節之陰不通，以桂枝辛溫通表裏經絡之陰。生薑辛溫化氣橫行，芍藥苦平直泄，疏泄左右土氣。陰甚於裏，陽氣不附子時而闔，以附子大辛大溫溫水土之陰，闔元陽於子。肢節中陰氣閉塞成冬，以麻黃苦溫開肢節之陰。防風甘溫助土之氣，防閉陽氣外泄。白朮甘溫助土之液，配內藏之陽。陰陽相交為知，相生為母。陽居半表上，陰居半裏下，以知母苦寒固陽還裏，生土之陰。

桂枝芍藥知母湯方

嫩桂枝 四錢　杭白芍（老酒炒）三錢　炙粉甘草 二錢　麻黃 三錢　淡附子 三錢　生冬朮（土炒）五錢　肥知母 四錢　北防風 四錢

鮮生薑 2

右九味以水兩宮碗老煮取一宮碗多溫服頓服

痺症說

素問痺症曰風寒濕三字雜合為痺風氣勝者為行痺寒氣勝者為痛痺濕氣勝者為著痺風陽氣也痺閉塞不通也平人陽氣往來表裏氣管支絡中得陰土之液和之流行不閉若陽勝於表支絡管中失陰和之其陽流行不利而閉其閉麻木不仁其痛流走不定此謂之行痺亦謂之風痺寒陰氣也若陰勝於裏陰氣凝結支絡管中陰氣陽遏則痛謂之痛痺濕水氣也著附也水氣在支絡管中附於筋骨痛不移處此謂之著痺然痺證又有支絡血管中血滯其痛如刺為血痺或曰何謂三氣雜合為痺雜集也風為陽寒濕為陰陽集於表失陰和之其陽不利則痺痺則麻木不仁或流走不定陰集於裏失陽溫之則痺痛此謂之風寒濕三氣雜合而

為痹也。諸痹以黃耆五物湯增味治之。

黃耆五物湯加乾地黃附子方 治風痹行痹

生大有黃耆（蜜炙）五錢 杭白芍（酒炒）三錢 嫩川桂枝尖 錢 乾地黃 四錢 淡附子片 錢 鮮生姜 錢 大棗 二枚

原方加附子 錢 麻黃 錢 治痛痹

原方加附子 錢 茯苓 三錢 冬朮 錢 治濕痹

原方加附子 錢 桃仁 錢 紅花 錢 治血痹

蓋桃仁本非血類，故不能有所補益。若瘀瘕皆已敗之血，非生氣不能流通。桃核生氣在仁，而味辛甘苦，能開能洩，故能逐舊而不傷新也。

鶴膝風說

鶴膝風者，脛細而膝大，如鶴膝是也。膝大如（為）黃汗凝結節中而痹，其脛細為陰液不能灌溉其末治法宜梧用歷節方法。如初起可服五積散。外治之法以白芥子研末葱汁薑汁調塗膝左右。一服代時患處起泡、乾泡皮脫自愈、一用雷火針法灸之、虛弱者宜十全大補湯方加防風附子川牛膝杜仲獨活主之、

五積散 局方

白當歸 麻黃 生冬朮 土炒 上廣皮 各一錢 炮乾薑 杭白芍 麩炒 江枳殼 法半夏 法製

魚白芷 各八分 桔梗 八分 真上潞黨參 米炒去蘆 一錢 雲茯苓 乳炒 一錢 炙粉甘草 八分 上肉桂 去外粗皮切片 五分 川芎 八分 共十七味

鮮生薑 三片 葱白 二根

歌曰
局方五積散神奇。歸芍參芎苓朮隨。桔芷夏苓薑桂草。麻黃枳殼與陳皮。一十七味君記取。生薑錢五葱兩支。

十全大補湯加防風附子牛膝杜仲獨活方

真上潞黨參 米炒去蘆 生冬朮 土炒 雲茯苓 乳炒 炙甘草 乾地黃 白當歸 杭白芍 酒炒 生大有黃芪 蜜炙

上肉桂心 去外粗皮切片 各一錢 川芎 八分 北防風 一錢 淡附子 一錢 川牛膝肉 一錢 生綿杜仲 一錢 獨活 一錢 鮮生薑 一錢

歌曰
十全大補是良方。歸芍參芎乾地黃。朮棗薑香桂帳、鶴膝風虛服此強、

大棗 一枚

雷火針方

蘄艾 丹 丁香 乳 麝 多 字

右三味合研勻。鋪桑皮紙上。捲緊如竹管樣。外以雞子清糊固。陰乾。痛處襯布三層。將針以火點之。焠痛處數十遍。以筋脈活動為度。膿成不可用。

腳氣說

腳氣之原。是水氣墜於下也。如口痺證之閉而不行。然其證有乾濕之不同。濕腳氣者。其脛紅腫。或足紅腫而痛。不寒熱。宜雞鳴散。或真武湯加防己萆薢。寒熱不汗。宜五積散。乾腳氣者。脛足不腫。或頑麻。筋或縱緩。宜四物湯加牛膝冬朮澤瀉。或真武湯加黃耆。脛枯作熱者。宜四物湯加牛膝冬朮黃柏知母。脛細畏寒者。加乾薑附子肉桂。二證俱名痺痿。不可驟補。若上氣喘急。

而短氣小腹不仁宜金匱腎氣丸、

歌曰
脚氣雞鳴散第一、
橘紅各一檳榔七、
茱萸蘇葉各三錢、
桔梗生薑五錢合、

雞鳴散方

治脚氣第一品藥不問男女皆可服、如感風濕流注脚氣痛不可忍筋脈浮腫者並宜服之、

檳榔七枚　橘紅　宣木瓜各一兩　吳茱萸揀去梗　紫蘇葉各三　桔梗　鮮生薑各半

右七味以水三大碗煎至一碗半取渣再入水兩碗煎取一小碗兩汁相和安置牀頭盡好次日五更分三五次冷服之冬月略溫服至天明當下黑糞水即是下焦所感寒濕凝滯之水也至早飯時必痛止腫消宜遲喫飯使藥力作效此方並無所忌

生薑茱萸辛溫氣烈味濃入下焦以通其陰橘紅檳榔苦溫氣辛真入下焦以開其壅紫蘇辛溫氣香入陰土中分其濁水木瓜之酸收聚汚穢之水桔梗色白辛溫轉運隧下之汚水從肛旁之支絡泄出其服於雞鳴時奈何雞鳴時陽氣從子開於左去陰處濁水不傷其陽其冷服奈何汚穢之水為最陰之濁得熱氣則亂行不聚藉

冷服以陰從陰混爲一家，先遂其性而後逆之也。水濕著於下焦，久而不去，其水則污穢色黑，服藥至天明時，故下黑糞水也。

真武湯加防己萆薢方

生冬朮土炒 半　淡附子片 半　雲茯苓酒炒 半　杭白芍酒炒 半　木防己 三　粉萆薢 半　鮮生薑切 半

五積散方 截鶴膝風門

四物湯加牛膝冬朮澤瀉方

乾地黃 三　白當歸 三　川芎 三　杭白芍酒炒 三　川牛膝肉 三　生冬朮土炒 三　福澤瀉 半

脛枯熱細作痛熱　四物湯加牛膝冬朮黃柏知母

四物湯加牛膝冬朮黃柏知母

四物湯加牛膝 三　生冬朮土炒 三　川黃柏 三　肥知母 三

金匱腎氣丸方

乾地黄 [illegible] 懷山藥 [illegible] 山茱萸肉 [illegible] 福澤瀉 [illegible] 粉丹皮 [illegible] 雲茯苓 [illegible] 嫩桂枝 [illegible] 淡附子 [illegible]

經方用桂枝，亦可改用肉桂一兩。

韻

柯韻伯曰：水體本靜，而以川流不息者，氣之動、火之用也。命門有火，則腎有生氣，故不名溫腎，而名腎氣也。

人患瘧病初來寒熱分清先服桂枝二陳湯一兩劑在瘧未來時前服瘧已來過三四次服小柴胡湯加（增）常山亦在瘧未來前一個時許服服此湯或嘔或瀉所嘔所瀉之物皆是痰涎痰涎不拒胸脇少陽開闔無阻其瘧自愈如痰涎或嘔瀉而未盡瘧邪未已仍服小柴胡湯增常山都要在瘧未來時前服令痰涎外出不拒少陽開闔之氣表裏和寒熱已瘧病自除

桂枝二陳湯方

嫩桂枝尖 錢半 杭白芍（酒炒） 四錢 炙粉甘草 一錢 上廣皮 三錢 雲茯苓（酒炒） 三錢 蘇法半夏 錢半 鮮生薑（打） 錢半 大棗（擘） 二枚

小柴胡湯增常山方

春柴胡（醋炒） 一錢 生黃耆 二錢 蘇法半夏 錢半 炙粉甘草 一錢 常山 三錢 真上潞黨參 三錢 鮮生薑（小片） 錢半 大棗（擘） 二枚

瘧疾久羈脾土氣傷面浮足腫腹膨或有塊拒按再延防成臌脹如遇此病多服真武湯增味溫土行水脾土溫水氣行陽氣復腫脹自解瘧疾自除此方多服方獲效機

真武湯增味方

生冬朮 淡附子片 杭白芍 木防己 雲茯苓 縮砂仁 草果仁 鮮生薑

惡寒發熱，頭疼身痠痛，不汗。舌水白苔。脈浮按之有力。此病水氣逆於腠理，表裏氣塞，當發其汗，宜麻黃湯開肌表水氣。

麻黃湯方

生麻黃 嫩桂枝尖 苦杏仁（去皮尖炒） 炙粉甘艸

寒熱有汗不多，身疼頭痛，舌白苔水色。汗後又寒，寒後又熱。此名太陽病。水逆毛竅，爲汗不和。陽氣還轉於裏，脈按之小而緊，宜桂枝麻黃湯和解肌表，固陽氣於裏。

桂枝麻黃湯方

嫩桂枝尖 杭白芍 炙粉甘艸 苦杏仁（去皮尖炒） 生麻黃 鮮生薑 大棗（劈）

口苦咽乾，脈數或不數，往來寒熱，目眩，舌苔微黃不厚。此名少陽病，宜小柴胡湯和解少陽。

小柴胡湯方

春柴胡 丹 黄芩 半 蘇葉 半 真路黨參 二錢 炙粉甘草 一錢 鮮生姜 一片 大棗 二枚

神農本草經云，春柴胡氣平，味苦微苦，主降，平和也。此味和平苦降之藥，無升陽發汗之理。神農本經載在上品，此味苦平，氣味淡，用無力，如人畏此，分兩大，照方各味減半。

如口乾乾嘔，加天花粉 半

如心煩胸悶，加鮮括蔞 錢

如腹疼，其疼在臍上不移，去黄芩，加杭白芍 錢

往來寒熱，舌白苔，或膩，或黄，或碱色，脘痞，舌苔欲嘔，宜小柴胡湯合枳橘湯，和表之陽氣，行裏之水氣。

小柴胡湯合枳橘湯方

即前方加江枳殼 一錢 上廣皮 一錢

如舌苔灰黑色少津，欬痰難出，痰多煩躁譫語若狂，加鮮竹瀝一大杯，約六兩多，依藥煎好去滓入煎十餘沸，取起約一宫碗溫服。

口苦，耳聾，脇肋痛，往來寒熱，舌鹹苔厚膩起孔，身微有汗，宜大小柴胡湯，開闔少陽左右兩脇氣滯，或以甜亦服此方。

大小柴胡湯方

柴胡（白芍炒） 錢　黃芩 錢半　蘇法夏 錢　姜朴甘草 分　江枳殼 錢　杭白芍 錢　真上潞黨參 分　鮮生姜 二片

大棗 二枚

如肋疼欬痰難出，痰多煩躁譫語，加白蔻 錢、金括蔞（去心） 錢。

如舌苔灰色或黑色少津液，加鮮竹瀝一大杯，約六兩多，照前煎法服法。

如口渴甚，加天花粉 錢。

口甜、胃悶、或酸痠、寒熱、或口乾不思飲、舌碱苔厚膩、宜大柴胡湯疏土閶陽、此病屬土實、少陽樞腹柜閶氣滯為患、

大柴胡湯方

青柴胡（如松烟炒）八分 黄芩 一錢 法半夏（法製）一錢 杭白芍（酒炒）二錢 江枳殼 一錢 鮮生薑（切）一錢 大棗（劈）二枚

如口乾加天花粉一錢。如口腹疼甚加杭白芍一錢、

口苦咽乾、寒熱有汗、頭疼、身痛、或欲嘔、此太少二陽經病、宜柴胡桂枝湯開太少二經和解表裏、

柴胡桂枝湯方

青柴胡（如松烟炒）一錢 黄芩 一錢 法半夏（法製）二錢 炙甘草 一錢 真上潞黨參（去蘆）二錢 大白芍（酒炒）一錢半 嫩桂枝尖 一錢 鮮生薑（切）一錢 大棗（劈）二枚

腹痛在臍下，舌根苔厚鹹膩色，宜四逆散，疏脾土氣實，土疎痛解。

四逆散方

春柴胡（鱉血炒）半　江枳殼　三　杭白芍（酒炒）二　炙粉甘艸（?）　七分

如服藥後腹痛不已，加淡附子　半。

腹痛，或便瀉稀糞，舌白苔不厚膩水色，宜真武湯溫脾行水。

真武湯方

生冬朮（土炒）三　淡附子　半　杭白芍（酒炒）二　雲茯苓（炒乳?）六　鮮生薑（切）半

如腹脹加縮砂仁　三；如嘔吐加法半夏　半。

如呑酸加上廣皮　三；如腹痛甚加杭白芍　一。

腹微痛，大便水瀉，口渴，服五苓散加粉葛，輸轉水氣生津。

五苓散加葛根湯方

結豬苓 半 福澤瀉 半 雲茯苓（鹽水炒） 半 嫩桂枝尖 一 粉葛根（先煎） 半 生冬朮（土炒） 一

如嘔噫加法半夏（淡鹽） 半、鮮生姜（打） 半、如腹痛甚加杭白芍（酒炒） 半。

腹疼後重便利紅白凍垢，或寒熱，舌苔白色，或膩色，脈真武湯合四逆散增薤白果，溫下焦土氣以泄濁垢、

真武湯合四逆散增薤白果方

生冬朮（土炒） 一 淡附子 半 杭白芍（酒炒） 半 雲茯苓（鹽水炒） 半 江枳殼 一 炙粉甘草 分 春柴胡（醋炒） 半 鮮薤白果（打碎先煎） 半

鮮生姜（打） 半

腹痛舌膩苔厚膩，不寒熱，便利紅白凍垢，後重，脈四逆散增味法溫疎下焦土氣達濁垢、

四逆散增味方

春柴胡（醋炒）錢半　杭白芍（酒炒）錢半　江枳殼一錢　炙甘草五分　鮮薤白果（打碎去皮）七個　淡附子錢半　上廣皮一錢　鮮生姜二片

如小便不利加雲茯苓（辰砂拌）三錢　如乾嘔加法半夏二錢。

口苦往來寒熱便利紅白凍垢宜大小柴胡湯加鮮薤白果、[illegible]

大小柴胡湯（見前）加鮮薤白果七個

如口不苦服真武湯合四逆散增薤白果。

真武湯合四逆散增薤白果方（見前）

久痢紅凍腹痛後重古淡喜武無苦服桃花湯溫固下焦土氣，土氣得溫濁垢即行陰液自不

下陷久痢病多服方獲效機。

桃花湯方

赤石脂（打碎研末）一兩　炮乾姜二錢　晚粳米（先煎代水）一兩

右三味，用水三茶碗，先將米煮熟，湯成去米，再入藥，煎取一茶碗，去渣澄清溫服。

欬嗽鼻塞寒熱，欬甚嘔吐，吐水白苔，或有斑，服小青龍湯。小青龍湯方見上

欬嗽無寒熱，欬甚欲嘔，舌淡白苔，服二陳湯增乾薑、五味子、紫菀茸、款冬花。方見上

欬嗽在早辰，或有寒熱，或無寒熱，服小柴胡湯增易。

小柴胡湯增易方

柴胡去蘆水洗錢半　黃芩一錢　法半夏法造一錢　炙粉甘草二分　均乾薑二分　北五味子五分　紫菀茸二分　款冬花二分

欬嗽在夜半，服四逆散加味。

四逆散加味方

柴胡去蘆水洗錢半　杭白芍酒炒三錢　炙粉甘草二錢　江枳殼二錢　北五味子五分　均乾薑二錢

欬嗽久轉入暮身熱，欬甚或兩顴赤色，兩足畏寒，舌淡白苔，或水白苔，或斑苔，如此形證，再延成損，服真武湯增減味。久病多服方愈。

真武湯增味方

生冬朮（土炒）三　淡附子半　炙甘草三　炮乾薑三　杭白芍（酒炒）三　北五味子五　雲茯苓（人乳拌）半

脘痛嘔吐酸水或清水，舌水白苔，或斑苔，或頭暈，或痰，服半夏薑附湯溫中運水法。

半夏薑附湯方

蘇法夏半　雲茯苓（人乳拌）半　鮮生薑（切）半　上上廣皮三　淡附子半

頭暈心悸嘔吐，服小半夏加茯苓湯方。

小半夏加茯苓湯

蘇法夏半　雲茯苓（人乳拌）半　鮮生薑（切）半

癉黄，身面目皆黄，小便如油，腹膨，此病土失水榮，黄色外現成癉，丹延成癉臌，服調中湯，疎土行水。此方多服方獲效機

調中湯方 此療黄不問男女小兒分兩減半

生冬朮(土炒)錢半 真川厚朴(去外粗皮切片)一錢 雲茯苓(乳拌蒸)二錢 炮乾薑三分 淡附子五分 福澤瀉錢半 蘇法半夏三錢 炙粉甘草一錢

縮砂仁三分 萊菔子錢半

脾土氣實不疎，陰不上濟，頭暈目眩，心悸，精神倦怠，面色痿黄，或腹膨脹，俗謂之黄病也。服調中湯疎去土氣，疎陰液即能上濟，陰液上濟，頭暈目眩諸病自愈。此方多服即愈。調中湯方見上

男婦腰痛而重，服腎着湯。腰屬腎，痛不通也，腎得陽氣溫通，腰痛自解。

腎着湯方

生冬朮(土炒)錢半 雲茯苓(乳拌蒸)二錢 炮乾薑三分 炙粉甘草一錢

男人過於公事勞碌，頭暈神疲，服澤朮湯。如舌上苔厚不可服。

澤朮湯方

此症由憂思鬱怒而成，蓋少陽之脈循脇繞頸環耳，此即少陽肝膽之氣鬱結而成，亦有乳泌隨食生食之而生，是名鼠瘻，治法俱當於瘡頭上灸十五壯，以生麻油調百花青散之，內服平肝順氣之劑，自久自消，切不可用斑猫石灰砒霜之類。內經所謂陷脈為瘻，留連肉腠，此風邪外傷經脈，留滯於肉腠之間，而為瘰癧，乃外感之輕者也。靈樞經所謂腎藏受傷，水毒之氣出於上而為鼠瘻，失治多至殞

生冬朮土炒 錢半 福澤瀉 錢半

男婦兩頸瘰癧，或有寒熱，或無寒熱，服小柴胡湯加川貝母煅牡蠣、元參。此病少陽頸筋液結成核，延久結多成瘰癧，再延成勞，藥難療治，服此方和和解少陽，散頸筋液結，此方多服有益。

小柴胡湯加貝母牡蠣元參方

柴胡鱉血炒 錢半 黃芩 錢半 蘇半夏 二錢 煅牡蠣去鹽 四錢 真潞黨參新松青皮 二錢 川貝母去心 二錢 元參 三錢 炙粉甘草 八分 鮮生薑 二片 大棗 二枚

男婦患目羞明，多眵，白睛赤，服小柴胡湯加桃仁紅花穀精草。

小柴胡湯加桃仁紅花穀精草方 如目昧夜痛，加夏枯草二錢。

柴胡鱉血炒 錢半 黃芩 錢半 紅花 二錢 真潞黨參新松青皮 二錢 穀精草 二錢 桃仁去皮尖炒 二錢 法半夏 錢半 炙粉甘草 八分 鮮生薑 二片 大棗 二枚

命疗内瘍之重者也。

百花散方

此方治一切腿肚血風、臁瘡、小兒螻蛄癤，或耳底出膿，瘰癧痔漏。川烏五兩，搗爲末，凡一切瘡毒，以麻油調塗。瀨者乾摻，耳中出水吹入。牛馬六畜瘡皆可治。人家合醬入此末五錢，不生蛆蟲。

男婦心中生龍骨煅 四錢 福澤瀉 四錢 忙亂，餘覺無病，服血府逐瘀湯。此方即愈。血府血瘀，心中氣亂無主，多服

血府逐瘀湯方

乾地黃 四錢 白當歸 三錢 桃仁去皮尖炒 三錢 紅花 二錢 懷牛膝 三錢 炙甘草 一錢 春柴胡以酒洗 八分 江枳殼 二錢

杭白芍炒黄 二錢 川芎 二錢 桔梗 二錢

婦女帶下，久病面色痿黃，精神倦怠，頭暈心悸，服真武湯加福澤瀉、萆薢。此病屬脾腎陽虛，帶脈失其溫養，故帶下。此方多服即愈。

真武湯加味方

生冬朮炒 三錢 淡附子 四錢 雲茯苓炒黄 六錢 杭白芍炒黄 四錢 福澤瀉 四錢 粉萆薢 三錢 鮮生姜 四錢

如五色帶下，亦服此方加白當歸三錢。

男子小便淋瀝，便時莖中痛，有黏黃汁外溢，或如砂石，或如米汁，服真武湯合萆薢分清飲。此

方多服小便即清。

真武湯合萆薢分清飲方

生冬朮(炒) 三 淡附子 二 杭白芍(酒炒) 三 雲茯苓(鹽炒) 六 台烏藥 三 益智仁 五 九節石菖蒲 一 粉萆薢 三

生甘艸稍 三 鮮生薑 四

如小便淋澁不出或尿如米豆汁或成砂石或為膏淋或尿血成條成塊服五淋散此方多服即愈。

五淋散方

生山梔仁 三 白當歸 三 雲茯苓(鹽炒) 六 杭白芍(酒炒) 三 生細甘艸 五 燈心 一子

如尿血不疼服黃土湯大便血亦可服此湯在下焦能固陰路。

黃土湯方

乾地黃 六 生阿膠(合可瓦泥一片杯燉化去滓沖入正) 五 炙粉甘艸 一 淡附子 四 生冬朮(炒) 三 黃芩 三 竈中黃土 八

如暴吐血，或盈盌盈碗，亦服黄土湯，照方加炮薑三分。此湯在上焦能固陽絡。

如鼻衄血，亦服黄土湯加炮薑。如大便血，亦服黄土湯加炮薑。

如心煩不加，服黄土湯，不問男女，惟小兒分兩減半。

如身疼頭痛，怯寒，或熱，舌白苔者，可服桂枝合二陳湯。如脘口痞悶，加江枳殼二錢；如口乾，加天花粉四錢。

桂枝二陳湯方

嫩桂枝錢半　杭白芍錢半　炙甘草五分　蘇法夏錢半　上新廣皮錢半　雲茯苓三錢　鮮生薑錢半　大棗二枚

被

如周身背痛，或頭疼，寒熱，以舌白，舌淡苔者，可服柴胡桂枝湯。如口中覺有痰滯，可合二陳湯；如口乾，加天花粉。

柴胡桂枝湯方

秦艽錢半 生黃芩一錢 蘇法夏錢半 炙粉甘艸五分 嫩桂枝錢半 杭白芍二錢 鮮生姜二片 大棗二枚

如原汗後熱甚，頸項筋攣痛，沒掣，名柔痙。[有汗名剛痙]服桂枝湯加粉葛花粉。無汗名剛痙，此方加生麻黃一錢。

桂枝加葛根花粉方

嫩桂枝錢半 杭白芍二錢 炙粉甘艸五分 天花粉三錢 粉葛根三錢 鮮生姜二片 大棗二枚

如周身疲痛，不汗，脈浮緊弦，舌苔薄或水白，可服麻黃桂枝湯。

麻黃桂枝湯方

生麻黃二錢 嫩桂枝錢半 杭白芍二錢 炙粉甘艸五分 苦杏仁三錢 鮮生姜二片 大棗二枚

如水氣鬱於腠理，汗出熱不解，或喘狀，脈大，可服麻杏石甘湯方。

麻杏石甘湯方

生麻黃二錢 苦杏仁二錢 生石膏四錢 炙粉甘艸五分

如表汗或無汗，體痛，項背惡寒，可服桂枝湯加附子。

桂枝湯方加　淡附子 半　即桂枝加附子湯方

如項背强几几，反汗出惡風者，桂枝加葛根湯主之。

桂枝湯方加　葛根 半　即桂枝加葛根湯方

如無汗惡風者，服葛根湯。

葛根湯方

粉葛根 半　生麻黄 三　嫩桂枝 半　炙甘草 分　杭白芍 半　鮮生姜 半　大棗 枚

如大汗出，脉洪大，大煩渴多飲，可服白虎湯加人參。

白虎湯加人參湯方

肥知母 半　生石膏 两　炙粉甘草 分　粳米 半　人參 半　古之人參，即今之西潞黨參。

如喘嗽、胸脘痞悶、可服桂枝湯、加厚朴、杏仁。

桂枝湯加厚朴杏仁湯方

嫩桂枝 半 杭白芍 半 炙粉甘草 子 鮮生姜 半 大棗 枚 厚朴 二 杏仁 三

如身熱、煩躁、口苦、或耳聾、耳鳴、目眩、脈浮、可服小柴胡湯。 如心中痞悶、舌燥、善夜煩少寐、可合溫膽湯。 如欬痰多、或胸脇作疼、可加白芥子 半、真瓜蔞 仁。口渴加天花粉 半。 如煩甚日夜少安、譫語、加犀角 半。 如脈大、或汗出熱不解、可加生石膏 三。

小柴胡湯方

春柴胡 半 黄芩 半 蘇法半夏 半 炙粉甘草 子 鮮生姜 三 大棗 二枚

小柴胡合溫膽湯去參

溫膽湯方

薑半夏 半 茯苓 炙枳實 三 竹茹 廣陳皮 生枳殼 三 生姜 三 竹茹

蓋陽數窮於九、則退而生少陰之八、陰數窮於六、則進而生少陽之七、七八、陰陽始之數也、癸者歸也、於時爲冬、方在五行屬水、五運屬水、

女科指歸辨說摘要

辨女子男子天癸說

女子合而爲好字、女子以子爲主、子一陽也、癸歸也、天之一陽陽氣歸藏土中所生之水、名曰天癸、水由子至午、二變而爲七、其水得午火中正之陽化、其水成形則爲血、未成形之血仍曰水、由午之七數復歸藏土中生於一、天之一陽大氣蒸運、其水又從子至午、得午火中正之陽化成形爲血、日日生化不息、女子至二七、陰血充足於土、子宮氣實、任脈通、太衝脈盛、月事以時下、故有子、女子以血爲主、

亥子合而爲核字、男子以亥爲主、亥六數也、根核也、根核之陰、合天之一陽陽氣歸藏土中所生之水、亦曰天癸、水由亥至午、正於八、得子水中正之陽化、其水成形則爲精、未成形之精由子之一數合天之太陽大氣蒸運、其水又從亥正得子水中正之陽化成形爲精、日日生化不

息。男子至二八，陽精充足，於土根核氣實，故能有子。男子以精為主。

或問女子之天癸，亦名經水，亦名月信、月事，何也？愚曰：南北為經，脾土主信，半裏脾土中經道之水，得太陽大氣生生不失其信。又得太陽大氣蒸運，由子至午，而化血，曰經水，曰月信。人身陰陽運行表裏，一晝夜一周，至三十日，太衝脈盛，經水應月而下，故又名月事。

或又問曰：人身之血何以赤色？愚曰：赤，南方色也。經道之液得午火中正之陽化，則為血。過午時中正陽化，其液隨陽氣藏於土中，仍為之水。

帶下說

半裏土中經道之液，得太陽大氣蒸運半表，其液至午，正化而為血。若太陽大氣蒸運不足，其液則陷半裏下，下行為帶。治女子帶下病，宜溫疎土氣，蒸運半裏土中陷下之水為主。

辨血色鮮明血色晦黯成塊說

人身經血運行周身如水在地中行得太陽大氣蒸運盤旋地之表裏運行不息一遇寒之氣甚其水則冰人之水冰在上則為瘧在下則為凍人之血冰則為紫塊婦女經水應月而下得脾土中陽氣蒸運其色鮮明無塊失脾土中陽氣蒸運其色晦紫有塊經水愆期短期崩漏或如屋漏水皆緣脾土中真陽虧損經血由上趨下遇脾土氣寒其血得寒則色紫成塊見此證勿謂火熾於裏將血燒黑涼藥切不可服也試觀宰猪及雞鴨之血出時色鮮不凝失陽氣溫養其血則紫凝成塊

辨婦女逆經血崩嘔血尿血便血說

乾為天為父坤為地為母父生母育皆賴天之太陽大氣以生其陰地之真陰水也人之真陰血也地之水液得太陽大氣蒸運盤旋地之上下左右流行不息人身血液亦賴身中太陽大氣以生之蒸運盤旋體之上下左右亦流行不息如地之陰氣盛於上天氣不能清降在天則

多雨、在地則江海之潮湧上、在婦女則為逆經、在男子則暴吐其血。若陰氣盛於下、地氣不能溫升、在婦女則為血崩、在男子則為尿血。天地陰陽之氣和于中土、自無雨水之偏、自無江海潮湧之異。人身陰陽之氣和于中土、婦女男子自無逆經血崩嘔血尿血便血之病。陰氣盛于上而逆經、陰氣盛于下而血崩、或經至淋漓、或半產漏血過度、皆主溫經湯治之。溫、溫和也。經、南北也、中土之陰得陽氣溫和、南北自無經血逆行之異。

溫經湯方

吳茱萸（揀去梗）　當歸　芎藭　白芍（酒炒）　桂枝　丹皮　生薑（各二錢）　潞黨參（三錢）

阿膠（百花酒炖化）三錢　炙甘草二錢　法半夏三錢　杭麥冬（不去心）三錢

右十二味、以水三宮碗煮取一宮碗半、分二次溫服。

陰氣盛于上、陽氣衰于下、則經逆、以吳茱萸大熱大辛、氣味盛烈、能衝逆上之陰、生薑辛溫化

氣橫行疏泄表裏肌土中水氣桂枝辛溫溫表裏經道之陰金氣喜溫而惡冷陰氣盛于上矣
之金氣少溫以芎藭辛溫善升之氣味溫上通痹以半夏辛平助天氣降逆上之陰以芍藥苦
平直泄陰土之氣實血逆於上不足於下以當歸苦溫多汁溫生脾土中血液去血過多太陽
大氣少陰液和之以人參麥冬甘寒多液和陽氣內藏土中人身血液汁黏而固去血過多血
絡鬆而不固以甘草甘平味厚以阿膠甘平汁黏固絡道之鬆丹皮氣味辛寒藉金水之陰外
堅肌表毋使陽氣外泄陰盛於下陽衰於上則血崩或月水來過多或至期不來溫經湯治逆
經血崩經水來過多真聖方也

或問曰溫經湯方下原文云婦人少腹寒久不受胎何也愚曰萬物得春氣而生得夏氣而長
春夏之氣生長于上秋冬之氣生長于下少腹在下之小腹也屬肝脾腎三經之部署若陽氣
常不足脾土之中則子宮不暖何能受胎服藥非大溫大補之劑常令子宮得春生夏長之氣

方能受胎、方下又云至期不來何也、愚曰陽氣常不足脾土之中脾土氣寒土中真陰不能上承半表上得午也火中正之陽化而為血血少於裏故至期不來、

或問金匱中師曰婦人有漏下者有半產後因續下血都不絕者有妊娠下血者假令妊娠腹中痛為胞阻膠艾湯主之、

婦人陷經漏下黑不解膠薑湯主之、

愚曰有經水下行不斷者有半產後下血不斷者有懷妊下血者仲聖告戒後學凡懷妊下血腹中痛為胞外血少土氣不踈土液不足作痛主膠艾湯助液溫踈土氣而設陷經漏下黑不解解字恐鮮字譌半裏下經道中血之液得陽氣蒸運利半表上交蒸於午也而化血其色赤而鮮半裏下經道中血之液不得陽氣利半表上陷半裏下如漏其色黑而不鮮半裏下陰失陽化主膠薑湯此湯即膠艾湯中加乾薑辛溫氣味溫運半裏下經道

膠艾湯加乾薑

乾地黄 [illegible]　川芎 [illegible]
炙甘草 [illegible]　乾薑 [illegible]
艾葉炒 [illegible]　當歸 [illegible]
芍藥 [illegible]　白酒入一大盃
阿膠 [illegible]

營行脈中是血行於血管內養筋骨、衛行脈外是氣行於血管外溫肌肉、

中血之液行半表上交蒸于肌而化血、

戊云膠薑湯方未見、恐是阿膠乾薑二味煎服、愚曰千金膠艾湯中有(無)乾薑、膠薑湯即是膠艾湯中加乾薑、治陷經漏下色黑不鮮合病之至何也、試思陷漏二字、即知表裏土中陽氣陰液皆陷、主阿膠甘草甘平味濃、地黄甘寒多汁、助胃土之液益半表經道之陽、艾葉苦温芍藥苦平芎藭當歸乾薑辛温、温脾土之氣闔通半表(裏)經道之陰、以清酒合煮、酒乃穀之精華釀成、合水煮之使陰陽氣液合藏脾土、使營行脈中、衛行脈外、不失生生轉運表裏氣化之機、

婦女經未行時而先腹痛名為痛經說

婦女經血下行必先陰氣盛于下、全要脾土中陽氣充足、如脾土中陽虛不能巡運疏通、故經未行時必先腹痛、得經血通行脾陽轉運其痛方解、如面色不榮經先腹痛、是平素脾土陽少、土氣不疏木氣不達、以真武湯加砂仁桃仁紅花當歸川芎疏土達木、如面色充足經先腹痛、

是平素半裏下絡道中有瘀血內滯，經血下行即受其阻，以少腹逐瘀湯，瘀滯通痛即止。

真武湯加砂仁桃仁紅花當歸川芎方

生冬朮 三錢　淡附子 二錢　雲茯苓 三錢　杭白芍 桂枝炒 二錢　鮮生薑 四錢　縮砂仁 一錢　桃仁 去皮尖炒 二錢　紅花 一錢

白當歸 二錢　川芎 一錢

少腹逐瘀湯

小茴香 五分　當歸 三錢　川芎 二錢　延胡索 一錢　杭白芍 三錢　五靈脂 三錢　上官桂 五分　沒藥 一錢

炮乾薑 五分　蒲黃 三錢

治此病總要在經未至之前間一日服，多服常服方好。

婦女經血行後腹痛有氣液血液不足土實說

婦女經血行後腹痛，如中土氣液不足，舌肌滑無苔，腹痛喜按，得甜味痛減，宜小建中湯。如去血過多，腹痛且急，乃陰土絡中血液空虛，氣滯，宜當歸芍藥散。如陰土氣實，口苦或甜，舌中膩苔，腹痛，宜大柴胡湯。舌無膩苔，合小柴胡湯去黃芩，倍白芍。如舌有膩苔但不苦，宜四逆散倍白芍，加淡附子、生薑。

大柴胡湯　治口苦或甜，舌膩苔，腹痛。

春柴胡（鱉血拌炒）一錢　黃芩一錢　法半夏一錢　江枳殼二錢　杭白芍（桂枝炒）一錢　鮮生薑一錢　大棗（擘）三枚

大小柴胡湯　治口苦，舌無膩苔，腹痛，去黃芩，倍白芍。

春柴胡一錢　法半夏一錢　江枳殼二錢　杭白芍二錢　炙甘草一錢　上潞黨參三錢　鮮生薑一錢　大棗二枚

小建中湯加黃耆　治氣液不足，舌無苔，肌滑，腹痛。

嫩桂枝尖一錢　杭白芍二錢　炙甘草一錢　大棗二枚　生炙綿黃耆二錢　生薑一錢　飴糖二錢

當歸芍藥散

白當歸三錢　川芎二錢　杭白芍二錢　生冬朮二錢　雲茯苓一錢　福澤瀉一錢　白酒一杯入煎

四逆散倍白芍加淡附子生薑。

婦女經水短期過期說

婦女經水應月而下，是脾土氣和，如十餘日一至、二十餘日一至，此脾土中陽氣不足，半裏下經道之血不得陽氣生舉，子宮中陰絡鬆，即下行，此短期之原也。治之宜平時服真武湯去生薑，合四逆湯，加澤瀉、砂仁，溫脾土陽氣以生其陰為主。過期亦是脾土之氣不足，半裏下經道中血液不得陽氣蒸運，從子至午而化血，經道中之血常少，故至期不來，而白帶最多，此過期之原也。與陰也，陰非陽不生，治之亦以溫脾土陽氣以生其陰為主。或問曰：經水過短之原，皆緣脾土中陽氣不足，其理明矣，而又有經水過短腹痛、腹不痛，此是何說？愚曰：過短腹痛，如有瘀血內滯，痛則按拒，如不拒按，此無瘀滯。有瘀滯服少腹逐瘀湯，無瘀滯服真武湯加當歸。

川芎倍白朮如血行過度腹中急痛喜按者乃脾土絡中血少氣滯宜當歸芍藥散、

真武湯去生薑合四逆湯加砂仁澤瀉

生冬朮 〤 淡附子 錢 〥 雲茯苓 錢 杭白芍 〤 炮乾薑 錢 炙甘草 錢 福澤瀉 〥 縮砂仁八分 錢

或問曰吐血便血有陽絡陰絡之說何為陽絡何為陰絡婦女經血從何絡而行愚曰陽絡是咽旁門四之絡也陰絡是肛門尿竅四旁之絡也婦女經行不從尿竅四旁之陰絡出從子宮中系絡下行陽絡得肺金陰氣下降則緊固而陽血不逆陰絡得脾土陽氣溫升則緊固而血不逆子宮系絡得脾土陽氣溫升亦緊固而不泄故經期一月陰盛於下子宮氣閉方從系絡下行陽絡通上之七竅陰絡通下之二竅凡吐血眼耳鼻竅衄血前後二陰便血皆因陽氣上浮肺金陰氣不降脾土不溫如血從口湧吐色鮮赤濃而不厚脈大此係陽氣上逆肺金陰氣不降血隨陽逆非瀉心湯苦降之氣不可血出厚而不薄或紫色脈不大此係瘀血非黃土湯溫

逆實浮實
血厚血薄
辨別分清

中囬陽不可、如厚血來得甚急、非栢葉湯溫以行瘀不可、眼耳血出亦依法治之、如大小便無

亦服黃土湯、如小便血出成條成塊、莖中疼痛、此血淋也、亦非溫土行瘀不可、

口吐血、地黃用八錢、前陰之陰便血、地黃用四錢、

黃土湯

乾地黃半 黃芩三錢 淡附子五錢 杜阿膠三錢（用蛤粉酒三大杯燉化俟藥煎好去滓入煎） 生甜於朮三錢 炙粉甘草一錢 竈中黃土半

如脾土陽氣虛極加 炮乾薑多、

瀉心湯

川黃連一錢 黃芩一錢 生川大黃三錢 煎熟去滓頓服之、取其氣濃济速也、

栢葉湯

鮮側栢葉半 炮乾薑三錢 艾葉三錢 馬通汁一茶盃（取法汁）

馬屎曰通、取馬通一枚、和水搗汁去滓、取汁一大盃、和水煎之、

馬屎曰通、猪屎曰苓、牛屎曰洞、洞、胴也、

或又問：婦女逆經，有血出而臭，有血出不臭，有水夾血而臭，何也？血臭是血久瘀于裏，失土中陽氣溫養，其血出則臭。不臭是新瘀于裏而土逆。嘔水夾血而臭，先是水停于裏，繼而血瘀于裏，其水味酸，其血腥臭。血逆不臭，服黃土湯。血逆而臭，服四逆湯加桃仁、紅花。水酸血腥臭，服半夏薑附湯，溫中行水，水行瘀盡即已。或又問曰：嘔血身熱，奈何？愚曰：熱，陽氣也；血，陰氣也。是陰逆于上，阻陽內藏，浮外發熱。如發熱血逆，色鮮紅稀而不厚，此非瘀血，乃是陽氣逆上不降，血絡煽閉。逆服瀉心湯，降逆上之陽，陽氣下降，血絡則堅。如血逆色鮮，厚而不稀，服栢葉湯，溫以行瘀，瘀血除則新血守。如久吐不止，入暮身熱，服甘草乾薑湯，溫土藏陽，陽內藏，瘀血得陽內運，其瘀自從口吐出，新血內守而不逆，身熱亦除。如身熱，大汗出，大渴飲，脈大血滑，服人參白虎湯，先固天氣，清降陰液內收，其陽內藏，纔能得陰氣依附。否則陰液內竭，陽無依附，陰亡陽脫。如身熱汗多，不渴飲，脈大散，四逆湯加參，溫水土中元陽，水土溫，陽內藏，身熱與汗即解。

否則陰盛於裏逼陽外脱而肢冷氣喘變

或問交感出血婦人小産多在三個月前後是何病原説

傅青主先生女科書云經水正來時貪歡合交精衝血管血管嬌嫩斷不可精傷者也愚竊思之婦人經期一月一行必得脾土陽氣温運子宮内系絡中之血行數日方淨脾土之陽偶傷子宮内系絡中血下行未淨停於其中交感時子宮氣開交後必有血見或留連數日方止先生治法作引精止血湯不知子宮内系絡中之瘀血未淨也王勳臣先生醫林改錯中少腹逐瘀湯服之最妙而瘀血未淨雖然受胎必小産小産必在三個月前後愚數見小産之家延女科治之都是滋陰養血安胎保胎見效甚少嗟乎子女雖屬天數亦當以人事為主若不知子宮内系絡中先有瘀血占其地胎至三月再長其内無容身之地養胞胎之血必先從胞旁下行然後胎下治子宮内之瘀血服少腹逐瘀湯愚治此病不下百餘人服此湯無不效驗服法

於每月經行初見之日喫起，連喫五劑，不過四五個月必成胎矣。

或問產後交腸病說

交腸病是產婦不能忍痛，仰卧身體屈曲不舒，致胎轉身艱難，臨盆努力將其氣下鎮，產時肛門欲裂，致惡血下流肛旁，惡血蓄多，將腸頭擁擠向前，大便不能從後出而從前陰。方書中治法以五苓散，予初見此症，與五苓散服之，連服數日，不見動靜，竊思之，交腸病多在產後，恐有瘀血擁擠肛門旁，以四逆湯加白芍、桃仁、紅花、懷牛膝，令伊每日服一劑，至五劑後，婦以熱水浴之，纔坐入水中，覺肛中氣墜下，血塊夾白黏如痰等物，繼而糞出，不從前陰，婦喜之至，隨令女僕至予家，一一告之。後遇此患，服之無不愈也。

婦人陰吹說

金匱中云胃氣下泄，陰吹而正喧，此穀氣之實也，膏髮煎主之。

陰吹是前陰出氣聲如穀道中轉矢氣象正喧謂其聲連續不絕也穀氣之實指穀道中氣燥不潤有瘀血實於外也胃氣下降其氣不從穀道中下出反逆前陰其聲連續不絕主膏髮煎直入腸中至穀道處潤燥化瘀穀道潤瘀血流通陰吹自愈此患久延防交腸病不可不知也

猪膏髮煎方

猪膏 四兩　亂髮 用水洗去油垢晒乾如雞子大一團

右二味和膏中煎之髮消藥成去滓服

或問妊娠小便不通說

人之水穀入胃胃旁偏右向脊有一津管名津門胃中水穀全藉氣府中大氣蒸運其水穀液之精者方能從胃旁津門蒸出外榮肌表液之濁者蒸出從膈上中攏管運行下循出水道之

管入尿脬中為小便婦人胎在于宮而小便不通者愚竊思之有四種焉一種是氣府中大氣
不足水穀液之精者不能外榮肌表化為濁水停蓄出水道之管不能下趨尿脬中水道壅滯
腹脇脹作痛氣粗不能安卧二胎種在子宮撑注窒塞尿孔三種半表經道中陰液不足太陽大
氣從子孔左開之時脬系隨陽氣了戾於左其水不能從尿孔出外證飲食如故煩熱不得卧而
反倚息四種陰中土水氣失子午開闔之陽滑利表裏其身重而不輕水不利半表上而頭眩
又不下利為小便水氣盛於陰土屯毫毛為之洒淅惡寒外證身重小便不利洒淅惡寒起即
頭眩如氣府中大氣便不足水蓄於裏其水則渾濁而粘當溫疎土氣以行其水用五苓散合枳橘
湯加白芍附子如半表陰液不足脬係了戾於左腎氣丸主之當歸貝母苦參丸亦主之如胎
胞窒塞尿孔胎得陽氣下溫其胎可以上舉用四逆湯加車前子升麻猪苓茯苓澤瀉如有水
氣身重小便不利洒淅惡寒起即頭眩葵子茯苓散主之

五苓散合枳橘湯加白朮附子方。　如嘔加半夏四錢

川桂枝 三　生白朮 三　結猪苓 三　福澤瀉 三　雲茯苓 半　江枳殼 三　上廣皮 三　淡附子 半

杭白芍 五　鮮生薑 半

腎氣丸

乾地黄（砂仁拌炙）八　山藥（炒）四　山茱萸肉（炙）四　澤瀉（炒）三　粉丹皮（炒）三　雲茯苓（烘）三　上肉桂（研）一　淡附子（炙）三

右八味末之煉蜜丸梧子大酒下二十丸日再服

當歸貝母苦參丸

當歸（炒）　川貝母（去心）　苦參（炒）各五

右三味末之煉蜜丸如小豆大飲服五丸加至十丸。

四逆湯加車前子升麻猪苓茯苓澤瀉

炙甘草 二錢 枸杞子 二錢 淡附子 三錢 車前子 二錢 升麻 五分 浩猪苓 二錢 雲茯苓 四錢 福澤瀉 二錢

葵子茯苓散

冬葵子 一斤 雲茯苓 三兩

右二味杵為散，分兩付，米飲服，日服兩次，小便利則愈。

金匱婦人妊娠篇

婦人傷胎，懷身腹滿，不得小便，從腰以下重，如有水狀，懷身七月，太陰當養不養，此心氣實，當刺瀉勞宮及關元，小便微利則愈。

盜汗自汗說

陰虛盜汗是陽氣內藏不足於夜卧時身即熱肌中陰液得陽氣鼓動即從毛竅泄出宜當歸六黄湯陽虛自汗是陰土中陽氣外衛不足時常畏寒動則汗出或不動汗亦自出宜耆附湯如汗太多參附湯朮附湯

瘧疾說

素問瘧論曰，夫瘧皆生於風。又曰夏傷於暑，秋必病瘧。生氣通天論曰，夏傷於暑，秋爲痎瘧。陰陽應象大論曰，夏傷於暑，秋必痎瘧。靈樞論疾診尺曰，夏傷於暑，秋必痎瘧。金匱真言論曰，夏暑汗不出者，秋成風瘧。合此數論，是瘧爲暑邪無疑矣。但暑字不可認爲日之暑氣傷人，所傷者，天之當暑不暑耳。何也？暑日大雨時行，暑日不暑，大雨不時行。人之汗，以雨名之。如天之當暑不暑，人身之汗當出不出也。汗，水氣也，陰液也。水氣不外行肌表，內停少陽經隧之所，爲黄涎痰飲。陽氣由孔左開，在孔之陽浮半裏之陰失陽溫之，即惡寒；半表之陰[陽]失陰固之，則[即]發熱。熱甚口渴，所飲之茶得陽氣交蒸爲汗，行於肌表而熱解。

一晝夜有十二時辰，瘧來有早晏何也？答曰：人身陰陽開闔應天地陰陽開闔，天地陰陽開闔一時有一時之開闔，人身亦然。在丑之陽浮即在丑，在寅之陽浮即在寅，在卯之陽浮即在卯，在辰之陽浮即在辰，在巳之陽浮即在巳、在午、之陽浮即在午、半裏之六時亦然于發熱熱甚陽失裏之陰液濟之即思外之陰濟之、所飲之茶水陰陽氣液交蒸而為汗此汗乃所飲之水、外達肌表毛竅內所停之黄涎仍在其所、

盧不遠醫案一卷病機策一卷

〔明〕盧復撰 〔清〕席紉齋撰

清抄本

盧不遠醫案一卷病機策一卷

本書爲中醫醫案著作，又名《芷園臆草存案》。盧復，字不遠，號芷園，明代錢塘（今浙江杭州）人。早年習儒，二十歲始攻醫學，曾從高僧游，參悟釋理，并精通醫學。後與當時名醫繆希雍、王紹隆等過往甚密。其醫著甚多，惜多散佚。另外，盧氏所輯《神農本草經》爲現存之最早輯本，影響較大。《盧不遠醫案》一卷即盧氏臨證驗案選編，共載醫案十九則。盧氏在醫案中自文自注，强調辨證求本、審因論治，提出『不可泥其形症』。此書後附《病機策》一卷，爲中醫基礎理論類著作，由清代席紉齋撰，主要闡述中醫病因病機理論。

盧不遠醫案

甲戌秋日

愼齋

病機策、藥品製度說

序紉齋著

藥品採造真偽宜辯說

芷遠隱草存案　　錢塘盧復不遠著

嚴忍公徵君病發熱無汗嘔吐不止脈反沉弱人皆以為少陰証余診之沉弱中獨右關表弦而中滑此乃風邪挾胃中水飲停積所致用乾葛半夏吳茱萸黃連急煎緩服嘔吐遂止而熱轉盛余復診之脈勢欲浮命其進粥聞者皆駭以為熱甚無汗為辭而不敢余强之啜濃米飲半杯遂有汗而熱平再進薄粥汗多而熱退

風與寒原自有別風者木也木克土脾胃受之仲景治法妙在不治風木但令濕土氣行而風木之

桂枝湯為太陰主方能行濕土之氣誰其知之

仲景用桂枝湯啜稀粥助汗此法外發

黃柏或不宜用應與當歸細辛木通

此即不服藥為中醫之道若用藥得宜自應早愈

邪自散令以水飲雖行而嘔止風欲散而轉熱故脈勢欲浮也非穀氣揚溢則胃力孱弱汗何從出是桂枝之義以除風邪之不能汗者耳

陳孟杼尊公戊午六月山東郎中受寒雖病未甚至次年二月忽小腹與腰急痛令人緊挾外腎稍鬆便欲死余用羌活黃柏茯苓肉桂等劑令刮委中痛止足軟至五月天熱身發緊斑有汗至足始健

此小腸府病也經曰小腸病者腰脊控睪而痛余以羌活入太陽小腸故遂愈然身猶未健者未盡本病之因必待欲時而暢耳其因原以寒邪鬱火

故需夏時火力全而血脈之邪始去所以斑出足汗寒得淨盡而火遂融通也

張二如上舍病脊膂痛難於起拜形傴僂就余診之語以精虛須龜鹿大劑服三月方可愈不信越三年再來診仍用龜鹿四仙膏一料佐以透冰丹二十粒全愈

透冰丹見中風類方門

此房後風入髓中骨氣不精故屈伸難利用透冰以袪腎風四仙以填骨髓病去精滿百體從令矣彼三年中何嘗不用補精血袪風邪之藥未能填髓入骨中透風自骨出故不見效也

戴繕部養吾夫人病體常倦怠眩運不食胸膈痞滿
診脉寸關不透乃肝脾之氣不伸也用八珍加升柴
愈而體寔每病取前方服之即安後之瑞安之滇南
十五年皆倚恃焉

此因其人性靜體厚起居安適是以氣血不振而
消沮故於補氣血藥中加開提之品蓋得其性情
如布帛菽粟若將終身焉者世之任醫厭常喜新
安得恒守一方至十五年耶

米方大身體豐碩傷已二十八日人事不省手足搐
搦腹脹如鼓而熱烙手目赤氣粗齒槁舌黑參附石

膏硝黃芩連無不服諸名公已言旋矣余診之脉猶鼓指用大黃一兩佐以血藥一劑下黑血一二斗少甦四劑始清

治病用藥譬之飲酒滄海之量與之涓滴則喉脣轉燥矣以若大軀幹病邪甚深不十倍其藥何效之臻且此惹寒邪入胃畜血在中其脊沉擾攦是譫妄如狂之症也不知為病而斷之為死不棄之乎大黃未嘗不用投非時品劑輕小一或不應則心慈矣豈能放膽而用哉

史徵君夫人病嘔吐聲聞百步脉之左關鼓指不速

於寸兩尺滑搏於左獨加水飲不入七日矣因定達肝之劑斷必孕男藥進嘔止月足果男尺中脉搏因知為妊其關不逮寸者蓋肝志專而鬱善怒不善發也鬱之既久而自發振拉摧拔之象見焉順其性而伸之調之肝舒氣平惡自無阻而嘔自定耳

肝以疏散為補用熟地兼謂慈為虛則補母之說所固耳

聞子將尊堂冬月病心如散而沉下便不得睡幾三月矣診之獨左關弱不能應指余謂肝虛當補至立春始安用熟地為君茯苓棗仁當歸人參防風遠志佐之服二十帖至期而愈

經曰肝不足則恐恐則氣下此雖情志無恐懼而氣象似之據脉按症肝虛無宜人皆以心散即為心經病不知非心散也乃自覺心中氣散故疑為心病耳然則散者是病見為散者非病若真是心藏病又何能自見為散哉

李某口舌生瘡已三年脉浮細急數按之空虛而尺尤甚用薛立齋腎虛火不歸經法以加減八味丸料二劑即愈此初試立齋先生法紀其捷效如此

永嘉何介甫性沉靜病脾數年飲食少進精神憔悴辛酉七月就診兩關軟弱不透於寸用參苓歸芍陳

皮防風甘草數十劑至九月數年之疾脱然

介甫問余疾有年補脾補腎法非不詳而未之效君何從平易得之余曰君疾在肝非脾腎也凡診病當窮其源無為症惑如食少雖關脾胃而致脾之病必有其由君兩關脉弱不透於寸右固脾虛左則何應此蓋東方生風不定也今秋令金肅肝更不伸余為補助肝木之氣使之揚溢則諸藏皆隨生氣而轉脾土亦得伸舒由是精神外發雖不治脾正所以治脾也

庚申臘月二十七夜余患腹痛惡寒泄瀉平旦且止

至暮後作起因房室意為腎泄服大劑四神丸泄瀉竟止新正五日肚左有核痛近尾閭至夜不可反側以水化熊胆塗之立覺涼氣直上肺左痛亦漸緩中復吐瘀帶血一二點次早痔血白厚膿竟可起坐十一日早方櫛髮血從咳至急煎六味丸服之亦以為腎虛也復半血上湧如潮喘若觝進童便乃六味煎藥氣補定纔聞姜湯氣觸鼻血即隨湧偶假寐背心蒸熱醒即血來心急躁亂勢無生理乃用瀉心及血藥下之不應方大雪用水調大黃末服轉欲去衣被啜苓連苦藥如甘旨至五更強進米飲忽下黑糞瘀

瘀泥具穢不堪凡三次血來之熱稍平十五寅時交立春以建蓮煎濃湯呷之甚美少頃足心汗出次手心出次背心蒸蒸欲出一日安和至暮以多言吐鮮血數口仿仲景意以赤小豆連翹合瀉心湯法服之覺上焦氣開臍以下不動而悶汗出如前者三日血亦漸減二十外大便自解如青泥次如鐵蛋者二三枚血方淨盡始有生機追思得病之由十月中曾暴怒叫呼氣喘食頃臘月十七圍爐露坐大半夜次早指不盡折浹旬病遂大重非偶中仲景法死不免矣

王樸莊公評〇丙按經云大怒則形氣絶而血菀

於上使人薄厥是知榮衛之逆先已伏有血瘀又因圍爐露坐大半夜此公好禪必緣佛事恒坐殿亭無窓處鼻吸燥火身受寒凍火鬱寒凝病已深矣其後房室受寒腹痛而瀉傷在太陰非少陰也即使寒入少陰亦與四神何涉四神溫燥收澀猛進一大劑燥熱乘勢移入大腸將發肛癰塗以熊胆透入血絡而清其熱熱氣轉上升於肺而氣領血上行矣來勢之猛則四神種之根也不以此自咎而反謂病之本反寒寒傷其榮藥偏補腎致使血來之勢滔天驚人是未得主腦專用肌測徒見

其支離而已原案甚長離合參半今但節取數行録下如云人傷於寒則為病熱熱則火反為病受一分寒倒見一分火寒有十分則火有十分者勢也亦理也吐血固為火象寒定氣鼓之抑之而火始有力此至言也然此病以燥熱為主而寒輔之不當以寒為主也又云苦寒下法似乎降火不知火之成患正以不得上炎有形能去火空斯發矣其用連翹赤豆連心皆欲其心氣之開達之還從陰出此固然矣第下法非徒降火要着在祛離經之血以下行為順而燥火之氣亦隨血而下趨準

繩所謂不去蓄利瘀則以妄為常何以槩之也大勢既平然後行心火之氣俾從汗而外達以緩其常一了百當較之套治以清滋為調理者手眼寔高十倍也又其所解金匱心氣不足吐血衄血者瀉心湯主之謂瀉其血分有餘之邪使之相平乎不足之氣語亦未融內經熱淫於內是君火過旺當治以鹹寒佐以甘苦酸以苦發之今已入血分而為吐衄則熱從血泄心氣已不足矣不必用鹹寒以折之甘苦酸以和之矣心氣不足勢不能布護周身必欝於中而乘肺急宜以苦發之故以芩

盧醫案　七

達之苦專入心者君以大黃瀉火下行火空則發必有行從皮毛而達而火得其平矣所謂瀉心者瀉其心而不使乘肺延為乾咳也故凡遇血症止後必得汗自然出榮衛始和觀芷園此病向愈時之情形自明矣

席級齋先生著

門人嚴安卧雲錄

病機策

高梁八風變病本於內經表裏三因法分由乎先哲火氣微甚河間推痛痒之原血氣多少丹溪分經絡之異善惡須明死生宜別欲明大旨須分平病之脉欲識安危宜識陰陽之症內因之故七情鬱結經絡邪入臟府外因之原六淫浸淫四肢擒擾九竅血脉相傳壅塞不通乘虛而襲體更有不內外因高梁厚味之變醇酒炙煿之因房室金刃蟲獸之所傷三因

既明部位宜審督脉通乎背脊背側二行太陽是其本經任脉行乎腹中臍側兩傍三陰是其所屬足少陽循脇肋行身之側足陽明由乳中行身之前頭為諸陽之首面為三陽之交手背為手之三陽從手走止、面手心為手之三陰從胸走止手足之外附為陽足之三陽從足走止頭足之內附為陰足之三陰從足走止腹脣為脾竅舌乃心苗同集五藏之精華鼻通肺竅之呼吸腎竅於耳足少陽遶耳之傍胃通乳足厥陰司乳之頭跨馬囊癰肝家之部喉癰臍發任脉之司經絡若清治病之法有驗惡症須識庶貫人之謗不生脱疽井疽及腎疽腰疽銳毒醫難濟對心雙發及對口蓮子蜂窠須急治看毒之深淺分病之藏府未潰防其内陷已潰須察毒氣攻心大而高起屬乎陽癰也六府所發平而内發本乎陰疽也五藏所生疽重而癰輕陽善而陰惡難辨者半陰半陽之症初起焮腫頂若尖惡寒發熱陽可知二七之期膿漸生脱腐新生氣血舒初起殭硬形如粟無熱不渴陰為惡一七之期倦懶生半陰半陽死生卜形如半沓半爽半平高症見微寒微熱微赤腫投方應病方得陰轉為陽腐去新生亦可回生起死外症已審脉

法宜明氣血血沉濇脉來緊身有痛處是發疽之兆身發熱而脉浮數而反惡寒乃為癰毒之萌初起寔大洪大為病進已潰者為邪氣未退而留連潰後沉寔沉伏為餘毒初起者主邪氣深伏而難痊潰後若芤濇遲弦脉症相應也亦無妨若短細則將變症若起初脉浮大洪數瘡必高腫宜發表而忌攻裏之方數沉寔宜疏通而除發表之劑平塌漫腫而益其虛宜内補托不浮不沉當和營衛而解其勢初起宜疼不宜痒潰後宜痒不宜疼潰後作痒乃有長肉之機初起不疼是有純陰之咎不痛大痛非佳症或麻或

痒寔難醫脉症粗詳善惡須辨善不止于五飲食知味二便調和動息寧靜者吉惡不止于七嘔吐藥食目上視神氣昏沉者凶善者五藏未傷善候并至則生惡者五藏已損惡候并至則死惡症忽有當深懼善候乍見可回生善惡明而死生分虛寔辨而補瀉得氣寔者瘡頂高而突起虛者平塌之可虞血寔者瘡根束而鮮明虛者漫腫之有慮瘡之虛者腫平膿稀軟漫瘡之寔者腫高堅硬膿稠瀉利腸鳴脉弱皮寒飲嘔而手足冷藏府之虛可知胸腹滿脹身熱脉大飲食如故二便調藏府之寔有驗瘡口膿稀肉冷

自汗色脱者乃氣虚之症瘡口高腫紅赤膿厚寒熱者乃氣血之實上實口渴飲冷目赤頭疼鼻不通下實則小便如淋腹中膨脹大便結上虚則目閉神昏無熱不渴真為逆下虚則精滑泄瀉脉沉足冷最為因邪氣盛則實腫焮疼痛日久不潰大便秘而小便淋真氣奪則虚色敗音嘶睛不了了食無味而身反重初起其實也固然一毫熱藥不敢用潰後膿血出多其虚也可知一毫涼藥不敢投寒涼剋伐過有反善為惡之弊保元托裏常致補回陽之功瀉實補虚得宜次序投方自效初起之後七日之前内治之法

有三托裏疏通和營衛外治之法不一圍藥湯漬艾火攻寒熱頭痛脉浮數托裏散邪發其表煩熱便秘脉沉實疏通臟府絶其源外無風寒便無阻塞腹中和食味病在經絡先和營衛火攻之法宜施早圍藥之方隨症投降丹有拔毒之能湯藥有疏通之妙火毒方熾辛熱温劑休嘗膿血能成寒凉敷藥莫過七日之後將成膿瘡頭已現黄色外宜拔而内宜托燈照甚佳二七之期定穿穴瘡頭大流膿水外宜升而内宜補洗法亦妙護心定痛狗寶丸有妙用補血補虚八珍湯有神功若仍堅硬而難潰原須鈹針之點

頭反生煩躁而昏沉不免藥筒之拔毒內服之品切戒勉伐寒凉外治之方正宜箍根束毒過此之後去腐生新痛隨膿减新肉已生紅燦燦腐皮自斂白漫漫克日收功夫復何慮若營衛衰弱潰瘍之變無窮尚調理差謬惡候之來難免不潰宜開針割各異膿流毒泄氣血已虧膿出反痛虛之故膿多不斂弱之因飲食不化則脾虛飲食不思皆胃弱肉黰陽虛而屬寒肉赤陰虛而兼熱肉死不潰因脾虛肉白不斂為陽孤膿少血赤不斂血虛也穢氣觸而亦然瘀腐膿流而疼痛筋傷也針挑引而不妨根腳赤暈不收

蓋緣餘毒未退肉少肉赤肉不長祇因停住風寒瘡口堅硬曰風潰後肉長色紫曰毒破傷風耑因風襲破傷濕只為濕浸膿出肉長毒未平生肌藥宜緩用瘡口已收皮嫩薄象皮膏未可除發熱宜究邪正之虛惡寒仍別虛寒之故寒涼非生肌所喜若肉赤而久不收口脉數者梔連之品亦投發散非潰後所宜倘將欲遍身作痒脉浮者消風之劑亦用內虛極而敗症作毒陷內而惡候生潰後疼痛膿色臭敗者胃虛之火尚熾喘粗氣短恍惚嗜臥者脾肺之弱當求脾胃將頹則飲食嘔作而難化脾肺氣脱肢體腫而

色敗音嘶衣厚仍寒脈陰無濟衣薄仍熱脈陽獨存寒氣內淫腹痛吐瀉手足冷而人昏憒虛極傳變驚悸怔忡牙關緊而卧不寧腰背反張頸項强直為變痓之兆口噤足冷寒戰咬牙斯絕命之期惡症并見托裏温中攻莫緩峻補宜力施補陰補陽不同虛火寔火當察此因先哲之常試亦貴當局之變通潰瘍外治更有奇方膿不盡而腐不脱紅升洵妙腐已盡而新不生玄妙為功瘡口紫黑而堅硬降龍丹甚佳新肉紅赤腫未消杏花丹絕妙西黄散治死肉不去何須砒石灰磠白靈砂司肉長不平不羨珍珠八寶

丹有消腫拔毒初起不致外發之功白提丹善能代刀不痛穿穴開裂熏攻留毒闌蛇之異如意丹治流痰流注瘰癧橫痃已潰歛口未潰肉消九轉紫金丹配入瘋癆蠱膈之中立起沉疴真有隨心所欲之稱還有五烟丹拔管除多骨發出納丹起剪拔疔瘡世傳九轉水火既濟大煉之丹名目尚多豈能盡述其用畧陳瘍科之要而矣病機稍講攝生宜審保全胃氣厚味與生冷俱除勿冒風寒大熱與大寒俱避多言則真氣有損久坐久行足致起居不適寡思節慾尤戒恚怒悲憂調理無失自能保命于萬全治療隨

神宜精神即能復舊歟

藥品製度說

藥之製度猶食品之調和也雖食品之加五味非調和不能全其美藥石之攻百病非製度不能足其功況藥味有酷烈峻利者不炮製浸洗豈能和其性而制其毒耶假如連芩黃栢用在頭面皮膚者須用（酒炒）以其沉寒借酒力能上騰也用在中焦（酒洗）下焦（生用）黃連去痰火（姜汁拌炒）去胃熱（和土炒）治吞酸（和吴萸同炒）此是各合宜也用大黃太陽經（酒浸）陽明經（酒洗）況其性寒有毒若氣弱之人須用（煨熟）不然則寒氣傷胃也地黃知母下部藥也用之恐寒氣犯胃須用（酒浸）地黃治中風用

姜汁浸炒恐泥膈也龍胆草苦參酒浸者製其苦寒也當歸防己天麻酒浸者助發散之意也天雄川烏黑附子其性最劣須灰中慢慢炮製去皮尖用童便浸一宿制其燥毒也半夏湯泡七次南星水洗俱臘月水凍兩三宿去其燥性用治風痰俱以生姜汁煮透中心南星治驚癇以黃牛胆釀陰乾取壯其胆氣也吳茱萸須滾湯泡七次去其劣性麻黃先煮一二沸去其沫免令人煩悶山梔仁用瀉陰火炒令變色水蛭虻蟲班猫乾漆非炒焗盡不能去其毒不炒用峻利不已蒼术氣烈用米泔浸一二宿而後炒緩其燥性凡用金石并子仁之藥

須煅飛各另研極細方許入劑但製度得其宜而藥能施功矣其諸湯散膏丸等類藥之製度欲方註寓恐繁而反有失悞併錄於此取其捷便倘隨方自有別法製度不拘此例者就註原方之下大凡修合丸散膏丹須精求炮製一依此式務至誠敬謹毋忽也凡藥火製曰煅煨炙炒也水製三浸泡洗也水火共製二蒸煮也酒製升提姜製溫散入鹽走腎而軟堅用醋注肝而收斂童便製除劣性而降下米泔製去燥性而和中乳製潤枯而生血蜜製甘溫而益元陳壁土製藉土氣以補中州麵煨麴製抑酷性而勿傷上

膈烏頭甘草湯漬並觧毒致令平和羊酥猪脂塗燒燒成滲骨容易脆斷去穰者免脹去心者除煩此製治各有所宜也藥料須擇道地製法必須精上若不揀擇精良以偽抵真徒費工力何能取效如炮熯者以整藥入於灰火中或用麵裹濕紙重裹炮令藥上有裂紋者方熟附子南星豆蔻之類是也炙者以整藥塗蜜或姜汁猪胆汁酥油童便酒凝等物塗浸於用上藥炭炙令香熟得宜黃芪厚朴甘艸皂莢龜板鱉甲之類是也煅者以整藥入在炭火中穩定燒紅為度牡蠣石決明人中白石膏爐甘石之類或用水

醋量便甘草湯淬飛是也焙者以綿紙隔藥火烘令香脆天麥門冬葶藶石膏之類是也炒者以銅鍋內炒令香脆得宜勿令焦枯過失藥性若煉蜜每一觔只煉十二兩五錢為定煉時撇去面上浮沫火少火過並不相宜凡處煎劑之方寫鎊先煎者犀角羚羊角之類寫研者牛蒡子蘇子棗仁瓜蔞仁貝母之類寫杵者龜板鱉甲玳瑁牡蠣石決明之類絹包者旋覆花款冬花紅花蘇木馬勃枇杷葉之類是也飛者辰砂滑石青黛之類亦用絹包煎好宜絹濾服之使無毛芒屑碎礙喉也凡處丸方用治中焦以上病者用水

用水酒湯汁泛為丸用治中焦以下之症宜用煉蜜為丸方中有熟地羯羊肝之類須寫双合煉蜜為丸如有金石之品須另碾水飛臨搗加入研致不細有傷腸胃留滯臟府為患不小慎之不可不細審也金石之藥燥能劫液最易傷中故內症用者鮮外症用者然瘍科金石丸丹皆施於症之初起正氣未虧邪毒壅滯臟府進之以劫毒為汗而外達臟府疏通而毒自避則無虞矣瘍科久潰投之則虛虛則禍矣凡瘍科丸丹石品為多修合須極虔誠各品遵各製為極細水飛稱準分兩臨搗滲入為丸不宜火烘只許

陰乾烈日中爆之恐香氣走耗硃砂雄黃見火則毒不下砒礵兼之冰麝見火芳香全去更有犀角羚羊角極難為細末須烈日晒脆磨三四次乃細如有肉桂丁香有油之品須切薄片入木杵筒慢慢搗之方可見細如有玳瑁龜板鱉甲生則硬韌為末須入鐵杵筒中杵之易細如有燈芯柔軟難研須先糯米粉為漿漿硬晒脆磨為粉水淘去米粉晒乾用之再欲燒存性須先將燈心塞實竹筒中用熟泥封固不泄氣入灰火中燒半日納壜中悶熄去泥竹灰研細用之如有青黛欲飛盡灰者須先將青黛同細絹篩

藥品製度說　四

篩去粗屑入於磁鉢中緩〻加水如畫師搗粉法掏熟入水淘勻澄去濁脚輕清者入白盆中烈日晒乾刮下收貯聽用凡煎敷貼癰疽風溼諸病膏者先以諸草料藥浸油中三日乃煎之藥枯色焦黑銅漏杓勻去藥渣稍温用絹袋濾盡煎熟入丹粉陀僧之類漸下漸攪三上三下不住手攪煎至色如黑漆膏面無浮沫亮如鏡面其膏已成滴水成珠老嫩合度傾入器中以浸三日去火毒用若松脂收者須用葱湯將松脂煎數沸候烊化柳枝攪之另用冷葱湯一盆用杓撇浮面烊化松脂入於盆中扯拔數百遍取起

冷之指撚可粉為度不鬆再煎再扯研細篩去木屑風處吹盡水氣方可入油收膏宜當心謹守火候勿令太過不及太過則鍋中火發切不可水潑〻則油飛數丈之高落下則傷人宜將爐火退去鍋蓋〻熄或如有縫再用溼草紙將火蓋熄爐中之火即可滅恐藥亦無用也其有硃砂硇砂雄黃冰麝乳香没藥血竭肉桂香細藥者並待膏成取下爐稍溫加入攪勻收貯淘丹鉛粉炒透方許入膏炒之不透加入油中則油要漫出難熬慎之慎之凡合癰疽瘡癤敷藥宜各製為極細末細篩〻過稱準分兩然後配和再

藥品製度說　五

用篩和則匀而細矣或用葱湯姜湯姜汁陳酒米醋調和冷熱各依法度敷後乾則原汁潤之不令使乾乾則收痛兼之藥不内達而有脱落故藥宜細敷宜熱澀也

藥品採造真偽宜辨說

古稱藥有五味四氣而不言性酸鹹甘苦辛是藥之味寒熱温涼是藥之性自素問以來只以氣味言之不以性味言之久矣卒難改易且如大蒜阿魏鮑魚汗襪則其氣臭沉檀氷麝則其氣香其氣字當改性字于義方允如鷺白脂性冷豈可言味冷乎當從禮記文正之寒熱温涼是性香臭腥臊是氣也五味之中各有四俱焉如辛則有石膏之寒桂附之熱半夏之温薄荷之涼是也氣者天也味者地也温熱者天之陽寒涼者天之陰辛甘者地之陽鹹苦者地之陰

本草之中五味不言凉只言温大温熱大熱寒大寒微寒平大毒小毒無毒何也淡附子甘微寒即凉也葯有採造時月生熟陰乾曝乾之宜生産有南北節氣有早遲地土有厚薄根苗異收採制造異之分古之為醫者自解採取陰乾曝乾皆如法用藥必依地土所以治病十愈八九今知醫者不知採取時節出産地土新陳色味不讀内經不明藥性不識真僞用板方療今病十不對一不死為幸而欲望其瘥耶

凡草木之根多以二八月採者謂春初津潤始萌未充枝葉勢力淳濃也至秋葉枯落津潤歸流於下也

大抵春寧宜早秋宜晚花葉莖實各隨其成熟之時九月以前採者悉心晒乾十月以後採者陰乾乃好動植形生因地乖於採取則物是而時非名實既虛寒溫多謬施於君父逆莫大焉諺云賣藥者双眼用藥者一眼服藥者無眼非虛語也醫藥貿易多在市家古壙灰云死龍骨苜蓿根為土黃芪麝香搗荔枝核攙和藿香採茄葉雜製半夏為延胡索鹽松梢為肉蓯蓉草仁充白蔻仁西木代南木香熬廣膠入蕎麵為阿膠煮雞子及魚枕為琥珀枇杷蕊代款冬花驢脚脛為虎骨松脂混乳香桃膠作沒藥火漆為血竭

藥品採造真偽宜辨說　二

番硝和龍腦香松脂黃和蒲黃升樟腦為冰片譎詐百般醫受其悔甚致殺人歸咎用藥關係非小非比尋常可不知不慎哉此乃以賤妨貴更有以無作有之輩蓆草代麻黃以蔞根代貝母山藥代茯苓蛇床代蘼蕪以薺尼代人參以底作高製度不同者亦不可不知也鍾乳醋煮令白蜈蚣朱足令赤螵蛸膠於桑枝黃耆蜜蒸為甜當歸酒洗取潤細辛水漬令直生地以鍋煮熟而為乾大黃用火焙乾製法失宜不合於理不可枚舉醫不識藥惟聽市人真偽好惡並皆莫測所以何能而愈疾耶兼之王公貴富合藥之

日群下竊換好藥終不能覺以此療病固難奏效凡金石草木禽獸魚介生產之有地根葉花實採之有失其草則性味有異失其時則氣味不全何況新陳之不同精粗之有別倘不選擇用之不效者醫之過也爲湯料者若不推究厥理治病徒費功力耳

藥品採造真僞宜辨說

三

沈氏醫案一卷

〔清〕沈菊人撰

清抄本

沈氏醫案一卷

本書爲中醫醫案著作。沈菊人，字來亨，齋號『九峰環翠山房』，清代元和（今江蘇蘇州）人。生於咸豐年間。本書爲沈菊人先生臨證醫案之一部分，以内科醫案爲主，涉及淋濁、寒熱、温熱、瘫痦疹、咳嗽、瘧疾、黄疸、虚熱、濕阻、嘔吐、脘痛、泄瀉、噎膈反胃、痰飲、霍亂等病證。

沈菊人醫按

沈氏醫案目錄

淋濁

濕熱下注莖痛脈數以清泄下焦

生地 海金砂 黑梔 萆薢 川柏 木通 丹皮 淡竹叶

濁後莖痛又有腰痛此肝經濕熱腎經陰虛病久難以取效

熟地 龜板（炙） 鹿角霜 沙蒺藜 茯苓 澤瀉 丹皮

濕熱下注血淋莖痛脈細數舌白口乾溺黃以清洩化濕

生地 木通 萆薢 米仁 萆薢 車前 赤苓 海金砂

淋濁久氣陷不升氣陰已損寐則多夢心煩腰痠脈細弦以心腎佐養陰法

生地 龜板 黃柏 川斷 杜仲 牡蠣 棗仁 茯神 猪筋 蓮子心 柏子仁 夜交藤

素体中虛濕勝勞苦則心神不安胸痛以交通心腎

生地 龜板 黨參（蘗） 川柏 牡蠣 蓮須 茯神 料豆衣 猪脊筋

勞淋有年精關不固足之痠重力當以固攝下焦

線魚膠 湘蓮

熟地　金樱子　夕利　牡蛎（叶麻子下）　杜仲　黄柏　黄芪　芡实
心肾阴虚肝木横逆乘脾犯胃脘胀梦泄劳烦则心
悬神疲诸症频发厥渴不宣致少腹结聚横梗斜如
指病深药难治非易事　益智　山药　青皮
首乌　白芍　归身　兔丝　远志　柏仁　金铃子　九香虫
癃闭上、溺不通少腹坚满胀左迟细右坚劲膀胱气
化失宣则不消通甚则喘逆　泽泻　枇杷叶
肉桂　紫苑　杏仁　海金砂　木通　猪苓　通草　滑石
肾虚精关不固大便时清溺自遗胃虚气逆不降
易于呕心胀细小脾肾两伤也　莲肉
夕利　茯苓　山药　黄柏　陈皮　菟丝饼　益智　半夏
血淋心滴痛似、胀涩似热未清也
生地　淡竹叶　生草梢　海金砂　茯神　扁蓄　车前

寒热

身热久延欬嗽痰多稠腻脉沈数法当疎洩

苏子 桑叶 姜皮 只壳 薄荷 前胡 杏仁 象贝 茯苓

身热头疼胸闷胁痠舌白口渴脉大防其增重

防风 前胡 米仁 赤苓 姜皮 荆芥 萆薢 只壳 杏仁

寒热欬嗽痰稀脉数而滞舌苔白腻法以疎洩

前胡 牛蒡 杏仁 姜皮 桑叶 紫苏 象贝 只壳 茯苓 米仁

身热欬嗽痰多舌白脉弦数滑清法以疏洩

前胡 杏仁 姜皮 象贝 只壳 桑叶 苏梗 牛蒡 橘皮

寒热近匝月头痛舌白脉弦细法以疎化

苏梗 防风 橘皮 只壳 杏仁 象贝 茯苓 蔻仁 前胡

寒热咳嗽痰稀溺赤肺胃湿热未清也

兜铃 杏仁 通草 象贝 姜皮 桑叶 米仁 滑石 冬瓜子 芦根

形々寒身热頭痛气悶舌白脈弦數防其發疹

藿香 豆豉 黑梔 茅术 小朴 杏仁 澤泻 蔻仁 秦艽 只壳

形々濕身热頭痛足痠脈沈弦數法当分泄防其痺重

藿梗 小朴 豆豉 只壳 杏仁 赤苓 澤泻 蔻仁 防風 荷叶

寒热頭痛胸悶体痠舌白膩脈濡細治以分洩

蘇梗 藿梗 秦艽 豆蔻 米仁 防風 赤苓 小朴 杏仁 蔻仁

寒々热久延脈浮數便溏帯積色紅腹痛治以泄化

葛根 防風 荆芥 山查 神曲 檳榔 杏仁 木香 只壳 荷叶

寒邪束表寒々热頭脹体痠脈細遲以桂枝湯和之

桂枝 白芍 茯苓 秦艽 炙草 生姜 大枣

寒热如瘧欬嗽痰多舌黄潤赤脈滑而數法以和之

桂枝（白芍炒） 黄芩（姜汁） 沙参 茯苓 銀柴胡 川贝 杏仁 姜皮 炙草 姜枣

形々濕舌白惡心無汗寒邪挟濕未化也

蘇梗　防風　荊芥　法夏　川朴　陳皮　澤瀉　赤苓　只殼

寒熱已經兩月，背脊惡寒，脈細，舌剝，此陰分漸傷，當和之。

細生地　桂枝　白芍　茯苓　米仁　炙草　杏仁　姜　棗

伏邪久鼓，寒熱，腹痛，便溏，口苦，舌黃，渴喜飲熱，欬嗽氣逆多痰，此濕熱無形之邪內蒸三焦氣分，瘧痢互作，邪未外達也。擬分泄法可乎。

柴胡（鱉血炒）　黃芩（姜汁炒）　川貝　杏仁　法夏　澤瀉　茯苓　米仁
沉香曲　雞內金　大腹皮　谷芽

○伏邪寒熱時作時止，脈細，此營衛不和，調之而寒熱除矣。

歸身　白芍　茯苓　炙草　桂枝　杏仁　川朴　腹皮　棗　姜

○伏邪寒熱經久，溼伏尤甚，多汗，便溏，溺赤，舌剝，脈弱，腹膨，勢將腫滿。

黃連　淡芩　赤苓　神曲　陳皮　青蒿　黑梔　澤瀉　腹皮　越鞠丸

○伏邪暑溼風溫蒸肺胃延及三焦氣分欬嗽晡熱形凜胸悶脈弦尖滿陽溢水嘈布白瘖此陰虛濕熱未清恐延怯症

沙參　桑葉　川貝　米仁　通草　茯苓　茅根　銀柴胡
丹皮　薑皮　杏仁　滑石　枇杷葉　活水蘆根

溫熱

溫邪六日頭脹舌黃苔干欬嗽脇痛泥寐譫語脈沉數此肺胃之邪內熾化熱也防其發昏

豆豉　黑梔　桑葉　連翹　牛蒡　薑皮　杏仁　淡芩
象貝　滑石　鮮石斛

溫邪挾濕寒熱形凜身熱不揚舌白膩脈弦遲滑赤垂防增

豆豉　川朴　蘇叉　藿叉　秦艽　杏仁　薑皮　蔻仁　通草　只殼　赤苓

溫邪六日形寒頭痛胸悶惡心舌黃口渴脈浮數此邪迫於營分也治以分洩

豆豉　黑栀　姜皮　只壳　郁金　茯苓　杏仁　象贝　桑叶　牛蒡

寒热如瘧日作欬嗽风温寒郁脉弦当和之

桂枝　黄芩　白芍　茯苓　甘草　杏仁　姜皮　只壳　枣　姜

温邪挟湿身热欬嗽胸闷舌白腻脉濡细溺赤当泄化

豆豉　杏仁　川朴　米仁　郁金　秦艽　藿梗　蔻仁　赤苓　只壳

湿温四日舌白口干脉细溺赤以分泄法

茅术　川朴　藿香　杏仁　只壳　陈皮　神曲　蔻仁
赤苓　降香　豆卷　米仁

温邪挟湿内阻阳明欬嗽痰多气急口渴不多饮形
湿身热头汗胸闷舌白脉浮数府闭溺少寐则谵
语此邪在肺胃防其布瘖

黄连　淡芩　藿梗　豆豉　黑栀　秦艽　豆卷
杏仁　川贝　竹茹　枇杷叶　生姜汁

温邪寒襲形凜身熱欬嗽胸悶脇痛脈浮數便溏
溺赤治在肺胃防其增劇

豆豉 黑梔 前胡 桑叶 杏仁 姜皮 牛蒡 連翹 象貝 荊芥 只殼

風邪挾溼身熱欬嗽痰少舌白脈細數而弦以清泄法

象貝 姜皮 蔻仁 桔梗 杏仁 蛤殼 枇杷叶 前胡 米仁

温邪十四日形寒身熱無汗口渴欬嗽脇痛胸悶舌白溺
黃脈浮弦邪勢頗重恐其發痙

豆豉 黑梔 牛蒡 連翹 淡芩 象貝 杏仁 前胡
只殼 降香 赤苓 枇杷叶

風温身熱欬嗽失血溺赤脈緩滑形凜微熱治以辛泄

桑叶 丹皮 連翹 杏仁 川貝 米仁 茯苓
側柏炭 枇杷叶 茅根 藕節

温邪十一日未得汗泄邪猶未達也痰多脈數而滞治以疏泄

豆豉 葱白 桑叶 前胡 杏仁 象贝 姜皮 米仁 只壳

温邪寒滞汗未畅泄舌白脉弦滑欬嗽咽痒宜疏散

豆豉 荆芥 前胡 象贝 牛蒡 桑叶 杏仁 姜皮 米仁 只壳

温邪挟饮形寒身热胸闷呕恶脉弦数而滞欬嗽不畅邪在肺胃防其增重

豆豉（二味以姜汁炒） 黑栀 法夏 只壳 杏仁 茯苓 陈皮 竹茹 前胡 苏梗

温邪八日欬嗽咽疼不利神识清浑不宁谵语撮空舌苔灰口干脉数面赤此阴气下虚二阳独越阴阳将离之象已露一斑风波莫测也拟滋液救焚以冀其神清为幸

洋参三钱 钩藤三钱 山栀钱半 决明两 天冬三钱 天花粉三钱 石菖蒲五分

生地两 羚羊钱半 元参三钱 鲜斛两 贝母三钱 珍珠粉三分 竹沥两 枇杷叶三钱

温邪十四日邪陷神昏不省人事风阳大动肢牵痉厥府闭溺赤脉数且乱此心营肺胃皆已被蒙内闭外脱之象时

疹、斑內蔽，津閉斷，難免痙厥，擬芳香宣竅，以冀神清

犀角尖磨冲 羚角片三錢 竹卷心三十 連翹心三錢 黑山梔三錢 元參三錢 枇杷露一兩

鮮生地一兩 至寶丹二粒 鈎藤三錢 石菖蒲五分 決明一兩 阿膠三錢 白芍三錢 埜薔薇露一兩

風溫挾肺，咳嗽形寒，頭痛脇痛，脈數舌白，濕束肺胃

邪鬱未宣，防絡傷失血

前胡 杏仁 只殼 旋覆 米仁 橘絡 桑葉 牛蒡 姜皮 茯苓 象貝

風邪寒鬱，形凜身熱，頭痛胸悶，舌白脈弦數，咳嗽

此風邪襲於肺胃而成也

前胡 牛蒡 桑叶 吉更 蘇叶 只殼 杏仁 象貝 姜皮 秦艽

溼阻氣分，頭脹胃呆，胸痞，脈遲弦而細，以芳香宣泄

霍更 川朴 夏曲 蔻仁 杏仁 谷芽 茯苓 鬱金 澤瀉

溼溫形凜身熱，胸悶便溏，脈弦數，以分洩法

豆卷 霍更 小朴 秦艽 茅朮 萆薢 米仁 澤瀉 沉香曲

形凛身热頭痛气悶舌白脉弦當防其布疹

豆豉 藿香 山栀 茅术 小朴 杏仁 秦艽 赤苓 澤瀉 只壳 蔻仁

形凛身热胸悶頭痛腑气旬日未通陽明津液不能順下庚金胃气為之逆行不降气反上逆而為呃脉沈细而濇舌剥苔白溲赤此湿热挟滞内踞陽明以辛苦通降佐以通肺

川連 藿梗 法夏 薑皮 紫菀 蘇子 只壳 吉更 赤苓 杏仁 通草 枇杷叶

投剂後得汗热解呃逆亦止惟腑气未通欲便不行舌剥略潤口甜胸次未舒脉沈细濇亦此表解而裏尚未和也本擬下之因腑气將通恐傷津液耳

川連 麻仁 姜皮 杏仁 蘇子 紫菀 藿梗 只壳 木通 赤苓 鬱金 枇杷叶

暑風湿鬱午後形寒身热惡心頭痛气急腹疼便泄不爽此邪阻中焦蒸於肺胃也以分泄法

香茹 川連 小朴 防風 杏仁 牛蒡 吉更 只殼 神曲

赤苓 通草 滑石

、癍痦疹

温邪暑溼身热形凜癍痦並見神則讝語耳聾脈細黄舌

白口渴便行不爽防其內陷 鸡蘇散 枇杷叶

山卮 豆豉 丹皮 連翹 杏仁 象貝 小朴 桔更 秦艽

暑風溼热交蒸肺胃氣營癍痦並布耳聾舌白口渴形寒

自汗脈弦細滑赤便溏胸悶神則讝語恐其內陷 益元散 枇杷叶

山卮 豆豉 牛蒡 杏仁 丹皮 連翹 薏仁 小朴 通草 蟬衣 荷叶

温邪挾溼身凜形脘胸悶脈弦舌白滑赤白痦細小當泄分

豆豉 桔更 川朴 杏仁 薏仁 大力 荆芥 赤苓 澤瀉

疹痦後寒热未退胸悶舌白脈浮弦滑赤邪未盡達當洩化

桑叶 丹皮 赤芍 只殼 陳皮 杏仁 茯苓 通草 淡苓 澤瀉 贊生

痦没湿热未清郁蒸肺胃欬嗽痰稀色绿且甜审均脉数便泄盗汗病将入怯矣难愈

生地 沙参 蛤壳 淡芩 丹皮 桑皮 川贝 石斛 茯苓 银柴胡 谷芽 杏米仁

牙宣没印发紫蓝斑三日不化此心胃大熇热灼营分诉虽斑色化淡为宜清营化热疹之候初愈而復燥扰温也

犀角 川连 丹皮 紫草 元参 赤芍 菉豆衣 甘中黄 生地 银花

紫斑渐化淡黄营分伏热心胃大熇仍以清解气营之热

川连 鲜生地 紫草茸 银花 连翘 甘中黄 丹皮 石膏 山栀 黄芩

斑化未尽牙宣又作此热郁阳明营分也宜清解气营

犀角尖 鲜生地 升麻 石羔 茅术片 知母 山栀 丹皮 玳瑁片 银花 人中黄

寒热往来不定脉弦数右虚弦胸闷脘中似满口红舌

纳便艰心悸不寐耳鸣头眩痦布皮膚痒此气血欲和
之耗但热久津傷陽無所归也暫擬承陰固本法
洋参 天冬 生地 石斛 枣仁 首乌 茯神 麻仁 丹皮
地骨皮 枇杷叶露 野蔷薇露

身热不解布痦少化欬嗽脉沉数治以分泄 姜皮
桑叶 杏仁 鬱金 小朴 通草 橘皮 蔻仁 赤苓 霍更 只壳

午后形凛身热欬嗽布痦舌白足痠口渴湿热无形之
邪藏於膜原不易泄化也 小朴 白薇 枇杷叶
杏仁 牛蒡 连乔 蔻仁 鬱金 滑石 茅根 通草

邪蕴膜原形寒身热欬嗽布痦舌白溺赤法以泄化
川朴 杏仁 蔻仁 鬱金 通草 大力 连乔 藿更
鸡苏散 枇杷叶

温邪挟湿形寒胸痛倂痠溺赤欬嗽脉沉弦当分泄
前胡 杏仁 赤苓 苏更 象贝 豆卷 米仁 蔻仁 姜皮 川朴 法夏

欬嗽

寒飲積肺欬嗽氣逆多痰噫噯脉細遲法以泄降

桂枝 杏仁 陈皮 茯苓 小朴 款冬 姜夏 蘇子 白芥子 萊菔子

風邪欬嗽痰多耳聒脉弦法以泄化

桑叶 丹皮 前胡 杏仁 只壳 陈皮 大力 象贝 吉更

欬嗽頭脹嘔吐清水脉弦積飲不化也

半夏 陈皮 茯苓 杏仁 姜皮 炙草 只壳 枇杷叶 姜汁炒竹茹

熱鬱而欬嗽未除舌白胸痛邪机未盡也

桑叶 杏仁 姜皮 苡仁 陈皮 茯苓 旋覆 蔻仁 象贝

痰飲痹肺欬嗆痰多氣逆脉細弦舌白法当泄降化痰

蘇子 半夏 款冬 海石 白石英 白芥子 陈皮 茯苓 甜杏 菔子

風邪欬嗽兩月餘氣逆頭重足冷胃呆脉遲滑宜泄降

桑叶 川贝 茯苓 杏仁 谷牙 只壳 石斛 菊花 米仁

肺胃濕熱蘊蒸釀成濁痰色綠氣穢脇痛脈弦滑數

赤上焦氣化不利仍以清泄

兜鈴 杏仁 桑皮 川貝 海石 鬱金 苡仁 冬瓜子 芦根 枇杷叶

三瘧後欬嗽已經兩月痰多脈弦數脾胃濕蒸不當夏

旋覆 瓦楞子 海石 蘇子 半夏 瓜蔞 淡芩 茯苓 陳皮

膏均欬嗽痰多脈數肺胃濕熱逗留未化也以清肅法

沙參 生地 銀柴胡 骨皮 鱉甲 丹皮 石斛 滑石 杏仁 羚羊 芦根

欬嗆久動則氣逆便溏少納溺熱盜汗脈數此金不生水有

上損及下下損及中之勢矣

洋參 生地 麥冬 川貝 杏仁 谷牙 地骨 石斛 小麥 扁豆

欬嗆痰咯白沫脈弦滑久嗽中宜積飲不化也與外台法

白术 沙參 只殼 茯苓 橘紅 半夏 炙草 竹茹 生姜

木火上越咽重致欬嗽延久咽痒渴黃肺失清肅以清金

制木法

桑叶 丹皮 杏仁 蛤壳 川贝 半夏 茯苓 枇杷叶 芦根

咳逆气急痰多脉来迟细此下虚上实也治以收摄肾气佐以清降化痰

熟地（海石拌） 生地 沙参 川贝 蛤壳 茯苓皮 泽泻 杏仁 山药 米仁

咳嗽胸闷痰稀味咸脉弦滑赤肺失清肃气化不利也暂拟千金法

鲜芦茎 冬瓜子 杏仁 川贝 桑皮 马兜铃 海石 茯苓 甜百合 枇杷叶

嗽久肺虚风邪易感气怯神疲音哑脉数气伤而邪未清也

沙参 杏仁 川贝 桑皮 米仁 茯苓 石斛 橘红 枇杷叶 炙草

湿痰阻络腰胀酸楚痰多绿色脉细舌白滑黄湿郁也

前胡 半夏 桑皮 秦艽 姜皮 萆薢 茯苓 米仁 陈皮

咳呛曾带血痰寅卯更甚胁痛盗汗溺黄脉数肝肺气伤未易修痊

沙参 鳖甲 川贝 蛤壳 百合 青蒿 玉竹 石斛 杏仁 陈皮 枇杷叶

十 瘧疾

類瘧血痢腹痛腸鳴脈浮緣風邪內襲易於傷營也

葛根 白朮 查炭 神曲 扁豆 荊芥炭 白芍 木香 槐花炭 荷葉

陰瘧有年氣陰皆虧未能即復也

黨參 首烏 白芍 冬朮 龜甲炙 當歸 桂支 茯苓

陳皮 甜茶 炙草 生姜

類瘧經年不愈形寒身熱胸悶脅痛舌白口膩脈弦緩宜和

柴胡鱉血拌炒 大炒桂枝白芍拌炒 淡芩 陳皮 半夏 川貝 薏仁 茯苓 木香 姜 棗

伏濕類瘧有年濕熱飲胸悶痰多欬嗽脈弦舊邪未

外達宜和解

桂枝 柴胡 淡芩 小朴 杏仁 半夏 茯苓 陳皮 黑梔 姜竹茹

溫邪挾濕類瘧脅痛欬嗽痰多氣急便溏溺赤脈弦

冀以轉瘧為佳 豆豉 山梔 姜皮 前胡 桑葉

連翹 牛蒡 赤苓 木通 澤瀉 荷葉 蘆根

三瘧後發寒輕熱重頭痛胸悶欬嗽溺黃脈遲治以和解

桂枝 柴胡 半夏 淡芩 川貝 杏仁 赤苓 陳皮 穀芽 檳榔 姜 棗

三瘧後肝脾氣困致一身虛腫水氣上凌犯肺欬嗆便溏

溺赤自汗脈弦苔舌灰黃口渴濕蒸蔓延三陰病勢未定也

川連姜汁炒 茅朮炒 苓皮 腹皮 米仁 豬苓 桑皮 半夏 山藥 陳皮

三瘧經久未已脈濡神疲舌白法以升補佐搜剔經絡

党參炒 冬朮炒 升麻炙 芪皮炙 山甲 青皮 歸身 炙草 姜棗

三瘧寒少熱多胸悶脈弦細而數此陽氣升洩即驅其邪而解

柴胡鱉血拌 桂枝 淡芩 川朴 茯苓 半夏 陳皮 草果 姜棗

三瘧寒熱已輕神疲胃呆溺赤舌白膩脈沉細此濕阻中

宮已傷營分以養陰清熱法

党參 冬朮 首烏 鱉甲 青蒿 茯神 石斛 穀芽 陳皮 山藥 半夏曲

黃疸

脾胃陽微濕勝脘腹脹大脈遲細目黃已成陰黃候也

茅术　川朴　炮姜　茵陈　神曲　杏仁　泽泻　腹皮　陈皮　赤苓　薏仁

湿困脾阳蕴蒸不化面目发黄色腹胀溺赤舌白脉弦势延久防其入腹不易愈也

黄连　小朴　青蒿　茵陈　黑栀　郁金　赤苓　通草　薏（米）仁　陈皮　佩兰

脾胃湿蒸发黄胸闷腹大膜胀舌白脉弦以化湿运脾

茅术　小朴　青蒿　藿梗　茵陈　薏仁　赤苓　泽泻　郁金　腹皮　麦芽　谷芽

病从湿邪内蕴蒸成色黄溲赤膜胀肢痒脉弦细而滑先以利湿理气气和则湿自泄也

茅术　山栀　小朴　神曲　香附　赤苓　泽泻　茵陈　米仁　陈皮

虚热

虚热久脉数不和溺黄此因病成劳之象以清化法

沙参　生地　杏仁　骨皮　石斛　鳖甲　丹皮　茯苓　滑石　芦根

前進西昌法，晡熱不減，惟津液稍潤，舌紅乾燥，使溲溺赤，脈數。肺脾腎三陰皆損，难愈也。

芦根　六一散　枇杷叶　洋參　生地　麦冬　羚片　杏仁　丹皮　知母　桑叶　花粉

熱久陰傷，液枯，舌碎，延及口瘡，使溲溺赤，脈數疾，口糜的，生难許即痊。

滑石　青蒿　芦根　竹捲心　天冬　生地　洋參　石斛　丹皮　阿膠　羚片　黄芩

陰傷溼鬱，脈數，溺黄，以養陰泄化。

蛤殼　茯苓　谷芽　龜板　沙參　石斛　川柏　女貞　旱蓮草　丹皮　麦冬

溼鬱陰傷，脈细數，以存陰泄化法。

鼈甲　青蒿　丹皮　鬱金　通草　茯苓　骨皮　枇杷叶　荷叶

陽虛動則汗泄，脈遲浮，以護陽固表。

防風　黄芪　桂枝　麻黄根　煅牡蠣　炙草　淮小麦　大棗

濕阻

溼阻气痹，納食胸悶，舌白膩，欬嗽，溺赤身熱。溼邪為阻也。

茅术 川朴 藿梗 米仁 蔻仁 半夏 杏仁 草蔻 秦艽 陳皮

納食即胸悶欬嗽舌白口膩溲赤肺脾濕鬱也以分泄法

小朴 茅术 姜皮 杏仁 蔻仁 鬱金 赤苓 通草 枳殼 枇杷叶

濕阻氣分胃呆足浮脈細以化濕法

白术 茯苓 川朴 米仁 蔻仁 谷芽 草蔻 防己 藿梗 晚蠶砂

濕鬱未化胸悶欬嗽精減脈弦以泄化

茅术 小朴 茯苓 陳皮 半夏 白术 澤瀉 神曲 杏仁 米仁

濕滯如痞神疲胃呆便行不爽舌白口膩以辛香化濕法

藿梗 秦艽 杏仁 米仁 豆卷 赤苓 澤瀉 小朴 神曲 陳皮 蔻仁

濕阻寒凝氣滯脘腹冷氣時衝胃呆便少不爽脈遲舌白以溫疏法

小朴 干姜 苏梗 瓜蔞 赤苓 枳殼 半夏 蔻仁 薤白頭

濕擾清陽致胸悶脘痛欬嗽溲赤肺氣不利也

茅术 小朴 杏仁 蔻仁 赤苓 澤瀉 檀香汁 枇杷叶

病後濕熱未清，胃呆倦瘦，神疲乏力，脈弦，舌白膩赤口。疏脾化濕。

茅术　川朴　茯苓　陳皮　炮姜　谷芽　白术　米仁　草蔻　桑枝

嘔吐　脘痛

寒邪犯胃，得食則脹，嘔酸，脈遲。以溫通中陽，使春回寒谷，客邪自退也。

干姜　吳萸（泡）　半夏　新會　茯苓　青皮　白术（只實）　麥牙　砂仁

中虛挾濕，脘痛，嘔吐痰水，內有蚘，目黃，便溏，脈細遲，勢將發黃，防厥逆。

良姜　黑尾　茅术　香附　小朴　姜皮　茯苓　陳皮　烏梅丸

脘痛嘔吐，心目黃不退，推胸脘悶脹，脈遲，心悸不減，寒濕邪鬱未化。

桂枝　茅术　小朴　只實　蔻仁　干姜（川連）　香附　陳皮　茯神

肝胃不和，氣逆不運，噯腐泛惡，脈數。以通降陽明泄肝。

川連（姜汁）　吳萸　半夏　茯苓　只實　旋復　代赭　白芍　竹茹　麥冬

痰氣痹阻清陽，咽喉塞窒不利，脈遲，治以辛通滑利。

半夏　陳皮　茯苓　瓜蔞　只實　鬱金　竹茹（姜汁）　枇杷叶　薤白頭

肝胃不和，得食即吐酸水，胸悶，舌白，脈數，以疏中法
黄連（姜汁） 白芍（吴萸） 干姜 小茴 青皮 赤苓 陳皮 半夏 米仁
炙草 姜竹茹

肝木乘胃，脘痛嘔吐苦水，脈弦細，舌白口渴，倦瘦，頭眩
耳鳴，胃呆，厥陰寒邪未化也，以泄肝和胃
官桂 畢澄茄
吴萸 乾姜 半夏 茯苓 香附 青皮 白芍） 石斛 谷芽

得食即吐痰涎，納谷不化，胃中積飲，胸悶，頭痛，暈，耳鳴
脈弦，舌白，恐成反胃
姜汁 戊腹糧
川連 乾姜 茯苓 吴萸 半夏 只實 鬱金 旋覆

寒邪脘痛嘔吐，䐜脹，脈弦遲，當以溫通
吴萸 干姜 茯苓 只實 半夏 香附 谷芽 青皮 丁香

寒邪挾痰飲，脘痛嘔吐酸水，胸悶，頭脘脹，脈沉細而弦，胃
虛，厥陰風陽過勝犯胃，共肝胃對峙方
料豆 竹茹
決明 夕利 白芍 茯苓 炙草 半夏 干姜 蔻仁

嘔吐雖止，中陽素虛，脈來弦弱，擬健中法

党參 炙芪 炙草 茯苓 陳皮 半夏 白朮 川斛 谷牙

陽明胃逆不降，腹脹，暑必氣逆，脈弦細，以重鎮降逆

旋覆 代赭 蘇子 半夏 归身 紫石英 茯苓 炙草 牛膝 沉香汁

脾胃陽微失運，脘痛嘔吐，所食則脹，脈遲細，以溫運中陽

吳萸 草果 炮姜 半夏 陳皮 香附 小朴 澤瀉

蘇梗 茯苓 口朮乞

陽明積飲，肝木乘之，下午氣逆上升，嘔吐痰涎，舌白

脈弦，溲溺赤，以泄肝通胃，兼以驅飲 香附 陳皮

川連（吳萸三分） 干姜 半夏 只實 茯苓 茅朮 川朴 澤瀉 姜汁

中虛積飲，肝木挾痰犯胃，嘔吐酸苦水并痰涎食物，脈

弦細，以和中驅飲止嘔

吳萸（川連三分） 桂枝 茯苓 半夏 陳皮 白芍 炙草 姜汁

脘痛徹背之徹心嘔吐酸水夜寐脈遲弦舌白肝木犯胃胃有積飲也病久難愈　安胃丸

川連（吳萸）　乾姜　半夏　茯苓　炙草　青皮　白芍　陳皮

寒邪乞痺厥木衝胃致脘痛乾噁痞塞胸膈氣聚成瘕攻逆脘痛脈而手背伏矣脈為血府積氣以阻氣不流利寒凝濇聚故脈亦不利也治以通陽理氣之（利則脈自復矣）

肉桂　附片　干姜　白芍（吳萸）　炙草　蔥白頭　檳榔　沈香　只實　木香（磨冲）　の味

寒邪脘痛瘕攻脈弦以泄肝和胃

良姜　香附　吳萸　姜皮　茯苓　薏仁　鬱金　陳皮　蘇梗

脾胃升降不利肝木乘之胸中窒塞脈弦實仍以疏通

蘇梗　乾姜　麥芽　青皮　半夏　茯苓　神曲　米仁　只殼　旋覆花

肝木犯胃脘痛嘔吐脈弦長以疏肝和胃

川連楝　延胡　良姜　淡豉（川連吳萸）　香附　半夏　茯苓　姜汁

脘脇痛脈沉細而弦此肝胃不和也

旋覆 良姜 香附 茯苓 蔻仁 青皮吴萸ノ 川朴 苏梗 白芍

寒邪犯胃脘痛舌白脈遲以溫中疏洩

香附 苏梗 白朮口炒ノ 茯苓 炙草 白芍 半夏 陳皮 青皮 谷芽

脘痛䐜脹脈遲弦以溫通法

吴萸 干姜 茯苓口炒 半夏 香附 谷芽 丁香 青皮

肝胃不和病後脘脹脈濡弦此陽微氣衰當溫運中陽

蘇梗 炮姜 木香 砂仁 香附 青皮 神曲

白朮口炒ノ 茯苓 麥芽 荷葉

脘脹納後更甚中焦升降失司脈細弦以溫運坤陽

炮姜 半夏 茯苓 陳皮 口蔻 神曲 麥芽 腹皮 砂仁末

脘痛嘔吐心心嘈脈弦遲中虛挾飲也然久痛傷中治以和補

党參 白朮口炒ノ 陳皮 半夏 炙草 石斛 谷芽 竹茹 白芍

厥陽不潛肝木橫逆脘痛脇脹腹膨陰分已虧陽多溲渾濕熱下注也脈弦病久難效治以疏肝

黑梔 川芎 茯神 橘核 杏仁 青皮 香附 米仁 澤瀉 白芍

氣阻絡痺肝木犯胃升降失其常度致脘痛脇脹脈弦以通絡理氣

香附汁 絲瓜絡 橘絡 姜皮 旋覆 新絳 蔥鬚 藕石斛 只殼汁 鬱金汁

泄瀉

脾胃陽微濕阻脈弦便溏以溫通坤陽

茅白術 炮姜 藿梗 茯苓 澤瀉 麥芽 川朴 陳皮 砂仁

感暑邪腹鳴泄瀉不爽脈遲弦恐成痢疾

蘇藿梗 川朴 赤苓 沈香曲 炮姜 木香 麥芽 只殼 檳榔 六一散

脾胃陽微脘脹便泄脈沉遲而弦以溫中疏通

藿梗 炮姜 蘇梗 小朴 沈香曲 谷芽 白术 木香 赤苓 蔻仁 荷叶

濕滯便泄溺少舌白膩脈沈弦以疏和分利

茅朮　川朴　藿蘇梗　腹皮　沈麯　車前　澤瀉　麥芽

肝脾胃不和運用失常便溏腹痛目黃脈弦夾濕熱內蒸

只實丸　川連（姜汁炒）　神麯　麥芽　苓皮　腹皮　米仁　萊菔子　雞內金

暑風濕交雜腸胃鼓腹鳴且痛泄瀉舌白溺少

脈細弦以疏和分利　赤苓　澤瀉　荷葉

蘇梗　藿梗　茅朮　防風　川朴　沈麯　腹皮

曾經失血音內近感寒邪少腹痛便溏脈遲弦

欬嗽溺赤先治新邪　赤苓　澤瀉

蘇藿梗　杏仁　桔梗　沈麯　焦谷芽　青皮　檳榔

失血後欬嗆咽痒氣火上逆近感濕邪晨泄溏泄此

脾陽虛不能勝濕也以運脾化濕　藕節　荷蒂

白朮　扁豆　米仁　茯苓　砂仁　陳皮　草蔻　川貝

霍亂

轉筋霍亂吐瀉交作腹痛舌白口膩胸悶脈遲細以疏和分利

肉桂 吳萸 炮姜 归身炭 青皮 牛膝 延胡 桃仁 川楝子

霍亂後右耳閉塞頭蒙舌白滑黃赤治以滲濕

茅朮 川朴 蘇梗 只殼 杏仁 蔻仁 霍梗 赤苓 通草

霍亂吐瀉後神疲無力胃呆脈弦舌白以疏和

白朮 川朴 陳皮 蔻仁 霍梗 半夏 赤苓 澤瀉 麥芽 石斛

身熱頭痛肢麻嘔吐胸悶脈沉細有霍亂之象耳

霍蘇梗 川朴 半夏 陳皮 木瓜 檳榔 赤苓 澤瀉 荷葉 玉樞丹二分

噎膈反胃

氣鬱傷陽食下咽塞胃脘窄隘不下泛嘔脈澀遲濇

上焦氣機膹鬱此關格之基也

旋覆 代赭 杏仁 鬱金 吉梗 瓜蔞 只殼 枇杷葉 薤白頭

納食噎塞不下胸但噯氣欲嘔脈弦此動怒氣鬱膈疾也

旋覆 代赭 半夏 陳皮 鬱金 茯苓 枇杷葉 姜汁

脘鬱氣阻食下噎塞泛嘔此噎膈反胃基也以洩氣分

薑皮　茯苓　鬱金　麻仁　白蔻　吉更　枇杷叶　薑竹茹　薤白頭

經云食不得入是有火也今食入即嘔吐酸水脈濇弦反胃根也

川連　橘紅　旋覆　代赭　戍腹糧　枇杷叶　竹茹

痰飲

陽虛挾痰頭暈時有惡心脈弦滑黃小便黃而少下此陰虛不能以潛陰化痰

龜板　決明　天麻　半夏　白朮　橘紅　茯苓　白芍　杞菊　益智

嘔痰氣逆脇痛腰痠帶下脈細此肝腎陰虛陽明挾飲也

熟地　牡蠣　半夏　茯苓　陳皮　吳萸　旋覆　薑竹茹

陽明挾飲肝木乘之氣逆嘔吐痰涎舌白脈弦裏溺赤以胃泄肝兼以驅飲

川連　半夏　只實　茯苓　蒼朮　小朴　澤瀉　陳皮　干薑　薑汁

寒邪挾痰飲致腹痛　料豆衣　竹茹

决明 夕利 白芍 炙草 茯苓 半夏 乾姜 薏仁

溫後脾虛邪脏腑消以和脾養肝 補吐瀉

党參 白术 扁豆 首烏 白芍 山药 茯苓 甘菊 陈皮 佛手

癍瘄濕熱勢虽和未可恃也 吐蚘舌黄 脈細 此溼熱

內蘊謂其交端 設用瀉心湯吐蚘乃止 補癍瘄 滑石 荷叶

川連 姜皮 法夏 江党 杏仁 茯苓 薏仁 小朴 陈皮